Tabelle
zur mikroskopischen Bestimmung der offizinellen Drogenpulver

Bearbeitet

von

Dr. H. Zörnig
Professor an der Universität Basel

Zweite
verbesserte und vermehrte Ausgabe

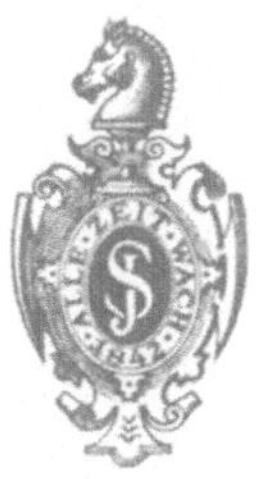

Berlin
Verlag von Julius Springer
1925

ISBN-13: 978-3-642-98122-7   e-ISBN-13: 978-3-642-98933-9
DOI: 10.1007/978-3-642-98933-9

Vorwort zur ersten Ausgabe.

Das Deutsche Arzneibuch IV gab zur mikroskopischen Prüfung der offizinellen Drogen nur die anatomischen Merkmale der Ganzdrogen an, das Deutsche Arneibuch V stellt weitergehende Anforderungen und macht dem Apotheker neben der mikroskopischen Prüfung der Ganzdrogen auch die Untersuchung der Drogenpulver zur Pflicht. Vielleicht schon im Hinblick auf die im Deutschen Arzneibuch V zu erhöhenden Anforderungen bestimmte die im Jahre 1904 eingeführte neue Prüfungsordnung für Apotheker die Aufnahme der mikroskopischen Untersuchung der Drogenpulver in den Studienplan und schrieb für die Approbationsprüfung die Untersuchung einer Droge bzw. eines Drogenpulvers auf mikroskopischem Wege vor. Es ist und bleibt stets die erste Aufgabe des Apothekers, für alle von ihm abgegebenen Arzneimittel, ob Chemikalien oder Drogen, die vollste, durch wissenschaftliche Kenntnisse ermöglichte Garantie der Echtheit und Reinheit zu übernehmen. Arthur Meyer (Apoth.-Ztg. 1900, S. 75) sagt mit Recht: „Die Existenzberechtigung des Apothekerstandes beruht allein auf dem Bedürfnisse des Volkes, eine sichere Quelle für die Arzneimittel zu besitzen. Der Apothekerstand hat auch heute noch in erster Linie die Aufgabe, die Arneimittel für den Handverkauf und für die Rezeptur, also alle Heilmittel, welche das Publikum braucht, in zuverlässiger Qualität und in zweckdienlichem Zustande zu beschaffen und abzugeben." Eine Vertiefung und Erweiterung des Studiums der Arzneidrogen war dringend angebracht, werden doch zur Zeit die Drogen in zerkleinertem und gepulvertem Zustand fast ausschließlich direkt vom Großdrogisten bezogen und läßt die Reinheit dieser Drogenpulver, wie die Erfahrung gezeigt hat, teilweise sehr vieles zu wünschen übrig. Leider macht man aber die Erfahrung, daß auch heute noch die Pharmakognosie selbst auf den Hochschulen gegenüber der pharmazeutischen Chemie ziemlich stiefmütterlich behandelt und die Wichtigkeit der mikroskopischen Drogenuntersuchung für die Beschaffung einwandfreier Heilmittel nicht entsprechend gewürdigt wird. Trotz der hohen Anforderungen, welche das derzeitige Arzneibuch an das Wissen und Können des Apothekers in bezug auf die Prüfung der Drogen und Drogenpulver stellt, läßt der Unterricht in dieser für den Pharmazeuten so wichtigen Disziplin teilweise zu wünschen übrig. Die Feststellung der

Reinheit der Chemikalien hat lange Zeit selbst in Apothekerkreisen eine weit höhere Rolle gespielt als die Untersuchung der Arzneidrogen auf Reinheit. Hier hat nun das Deutsche Arzneibuch V eine Gleichheit und die neue Prüfungsordnung eine, wenn auch noch nicht völlig genügende Änderung geschaffen. Es ist zu erwarten, daß bei einer Neuregelung der Prüfungsvorschriften den Anforderungen des jetzigen Arzneibuches noch mehr Rechnung getragen und das Studium der Warenkunde entsprechend erweitert wird.

Den in den letzten Jahren approbierten Apothekern soll die Untersuchung der offizinellen Drogenpulver infolge der auf der Hochschule erlangten Übung keine Schwierigkeiten bieten. Anders verhält es sich bei den älteren Apothekern, welchen während des Hochschulstudiums keine Gelegenheit zur botanisch-mikroskopischen Untersuchung von Drogenpulvern geboten wurde. Hier erfordert es die Pflicht, auf die eine oder andere Art, sei es durch Selbststudium oder durch den Besuch eines Fortbildungskursus sich die erforderlichen Kenntnisse anzueignen. Nur durch gewissenhafte Prüfung aller bezogenen Drogen, es ist gleichgültig, ob dieselben im Arzneibuch Aufnahme gefunden haben oder nicht und sie für die Rezeptur oder den Handverkauf Verwendung finden, zwingt der Apotheker den Großdrogisten zur Lieferung einwandsfreier Ware. Wenn auch im allgemeinen die Untersuchung von Drogenpulvern nicht so schwierig ist, wie dem mit mikroskopischen Arbeiten weniger Vertrauten zu Anfang erscheinen mag, bedarf es doch reichlicher Übung und bestimmter Arbeitsmethoden, um günstige Resultate zu erzielen. Ohne entsprechende Anleitung wird es nicht leicht sein, die nötigen Fertigkeiten zu erwerben. Voraussetzung bei allen derartigen Arbeiten ist neben einer gewissen Übung im Gebrauch des Mikroskopes natürlich eine genügende theoretische Vorbildung in der allgemeinen Pflanzenanatomie und eine gediegene Kenntnis der morphologisch-anatomischen Verhältnisse der einzelnen Ganzdrogen und deren gewöhnlichen Verfälschungen, ohne diese ist es nicht möglich, ein Drogenpulver zu erkennen und über seine Reinheit und Qualität ein Urteil abzugeben. Ungenügende Sachkenntnis kann leicht zu falschen Schlüssen und daraus für den Apotheker entstehende Unannehmlichkeiten Veranlassung geben, deshalb ist jedes Urteil mit Vorsicht und nur auf Grund sorgfältigster Untersuchung abzugeben, wobei Kultur, Einsammlungszeit, Zubereitung, eventuelle Unterschiede in den Handelssorten, zufällige Beimengungen, Aufbewahrung und Alter der Droge zu berücksichtigen sind. Desgleichen ist bei der Beurteilung auf den anatomischen Bau der sog. Drogen-Anhangsorgane (Tschirch), d. h. auf die der Handelsdroge stets in mehr oder minder großer Menge anhaftenden Reste anderer Organe, z. B. Rhizomreste bei Wurzeln, Stengelreste bei Blättern usw. Rücksicht zu nehmen.

Wieviel Elemente derartiger Anhangsorgane im Pulver vorhanden sein dürfen, lehrt uns die Praxis.

Wie für den Anfänger auf dem Gebiete der mikroskopischen Untersuchung der Ganzdrogen ein ernstes Studium an der Hand eines größeren, mit Abbildungen versehenen Lehrbuches über Pharmakognosie als Basis für ein späteres erfolgreiches Arbeiten unerläßlich ist, so ist auch dem Anfänger in der Untersuchung von Drogenpulvern zur Einführung und Anleitung ein Selbststudium an der Hand eines der vorzüglichen Bücher von Meyer[1]), Möller[2]), Koch[3]) oder Schimper[4]) dringend zu empfehlen, soweit nicht das Studium an der Hochschule oder die Teilnahme an einem Fortbildungskursus Gelegenheit bietet, die entsprechenden Fertigkeiten zu erwerben.

An guten Einführungsbüchern ist kein Mangel, ein praktischer allen Anforderungen genügender Analysengang steht noch aus. Es war seinerzeit mein Vorhaben zur Benutzung bei dem, infolge der neuen Prüfungsordnung nun obligatorischen Unterricht der Drogenpulveruntersuchung einen kurzen Analysengang zu entwerfen, es erschien jedoch 1906 eine von Dr. P. Schürrhoff[5]) auf Grundlage anatomischer Unterschiede bearbeitete qualitative botanische Analyse der offizinellen Drogenpulver und ihrer wichtigsten Verfälschungen. Der durch die mikroskopisch-anatomischen Verhältnisse der Drogen an sich gegebene Aufbau dieser Tabelle ist sehr brauchbar, nur erscheint mir die Anordnung und Gliederung für den pharmakognostischen Unterricht an der Hochschule und zum Selbststudium zu wenig scharf begrenzt und zu wenig übersichtlich, deshalb nicht sehr praktisch. Die im Laufe der Jahre während der Übungen gesammelten Erfahrungen haben gezeigt, daß die Tabelle in vielen Punkten einer Änderung und Ergänzung bedarf, wenn sie den Anforderungen der Praxis genügen soll, und entschloß ich mich deshalb zu einer völligen Umgestaltung und entsprechenden Erweiterung des ursprünglichen Schürrhoffschen Analysenganges.

Bei Benutzung der vorliegenden Tabelle werden, um es nochmals zu betonen, die allgemeinen Kenntnisse der Warenkunde als selbstverständlich vorausgesetzt; es ist aus diesem Grunde bei der kurzen Besprechung der Arbeitsmethode von einer Erklärung der elementaren

---

[1]) Meyer, Arthur, Die Grundlagen und die Methoden für die mikroskopische Untersuchung von Pflanzenpulvern. Jena 1901. Gustav Fischer.

[2]) Möller, Josef, Leitfaden zu mikroskopisch-pharmakognostischen Übungen. Wien 1901. Alfred Hölder.

[3]) Koch, Ludwig, Einführung in die mikroskopische Analyse der Drogenpulver. Berlin 1906. Gebrüder Bornträger.

[4]) Schimper, A. F. W., Anleitung zur mikroskopischen Untersuchung de Nahrungs- und Genußmittel. Jena 1886. Gustav Fischer.

[5]) Bei Julius Springer, Berlin.

Begriffe der Pflanzenanatomie Abstand genommen worden. Die Tabelle soll ausschließlich dem in der Prüfung von Drogenpulvern Geübteren als Hilfsmittel bei der Bestimmung der Pulver dienen, sie ist nicht als eine allgemeine Anleitung zur mikroskopischen Untersuchung von Arzneipulvern, Nahrungs- und Genußmitteln aufzufassen. Abbildungen sind keine aufgenommen, diese finden sich reichlich in jedem Lehrbuche und können ohne Mühe zum Vergleiche herangezogen werden.

Bei der mikroskopischen Untersuchung eines Drogenpulvers handelt es sich darum, entweder die Abstammung des Pulvers festzustellen, oder wenn diese angegeben ist, die Echtheit und Reinheit des Pulvers zu konstatieren. Zur Ermittelung der Abstammung wird man sich mit Vorteil der Tabelle bedienen, eine Erläuterung derselben ist überflüssig, die einzelnen Abschnitte erklären sich selbst. Die Echtheit der Droge zeigt ein Vergleich mit den bei jeder einzelnen Droge angeführten charakteristischen mikroskopischen Merkmalen. In bezug auf Reinheit eines Drogenpulvers hat der Untersuchende darauf zu achten, daß die mit Hilfe des Mikroskopes gefundenen Bestandteile in dem für die Droge richtigen Verhältnis vorhanden sind. Für die Reinheit spricht ferner das Fehlen aller der betreffenden Droge nicht eigenen Zellelemente, abgesehen von geringen zufälligen Beimengungen. Bei nicht sehr starkem Zusatz eines fremden Pulvers bedient man sich zur leichteren Auffindung dessen charakteristischer Merkmale vorteilhaft der Sedimentiermethode von Hartwich (Apoth.-Ztg. 1907, Nr. 79, S. 854).

Es liegt in der Natur der Sache, daß mit wenigen Ausnahmen nur solche Drogen Aufnahme in die Tabelle gefunden haben, welche auch in der Praxis in Pulverform Verwendung finden; als Verfälschungsmittel bekannte Drogenpulver sind berücksichtigt. Zur Erleichterung der Identitätsbestimmung sind eine Anzahl makrochemicher Reaktionen angegeben, diese sind aber nur als Hilfsmittel neben der mikroskopischen Untersuchung auszuführen. Auf die Mikrochemie der Drogenpulver ist, weil nicht in den Rahmen der Tabelle gehörig, nicht eingegangen worden, obschon wir gerade diesem Zweige der Pharmakognosie in den letzten Jahren reiche Kenntnisse über die Bestimmung einzelner Drogen verdanken.

München, April 1912.

H. Zörnig.

Vorwort zur zweiten Ausgabe.

In der vorliegenden zweiten Ausgabe wurden dem Abschnitte „Untersuchungsgang“ wie den einzelnen Beschreibungen der Drogenpulver der „Tabelle“ zahlreiche Ergänzungen und Verbesserungen eingefügt, auch machte sich die Aufnahme einer Anzahl in der österreichischen und schweizerischen Pharmakopöe aufgeführter Drogen ratsam. Er wurden, wie in der ersten Ausgabe, nur solche Drogen berücksichtigt, die in Pulverform Verwendung finden.

Im übrigen verweise ich auf das Vorwort zur ersten Ausgabe.

Basel, Juni 1925.

H. Zörnig.

Inhaltsverzeichnis.

Untersuchungsgang.

Bei der mikroskopischen Bestimmung der Drogenpulver bedient man sich vorteilhaft nachbenannter Reagenzien und zwar in der hier aufgeführten Reihenfolge. An letztere soll man sich ein für allemal gewöhnen und nicht davon abweichen, sie bietet eine gewisse Gewähr, daß alle für die betreffende Droge charakteristischen Merkmale dem Auge des Untersuchenden kenntlich gemacht werden. Nur auf diese Weise ist es möglich, Fehler zu vermeiden, wichtige Erkennungsmerkmale nicht zu übersehen. Die Reihenfolge ist derart gewählt, daß zuerst die allgemeinen Bestandteile festgestellt werden können, dann erst werden die weniger häufigen Bestandteile bestimmt bzw. wird nach charakteristischen Merkmalen evtl. in Betracht kommender Drogen gefahndet.

Man verreibe je eine kleine Menge des zu untersuchenden Pulvers (das Wieviel lehrt die Praxis, meist genügt die Menge, welche an einer befeuchteten Nadel haften bleibt bzw. eine Probe von der Größe eines Stecknadelkopfes, evtl. auch etwas mehr) mit Hilfe einer Nadel auf dem Objektträger in 1—2 Tropfen der betreffenden Untersuchungsflüssigkeit, bedeckt mit einem Deckglas und läßt das Reagenz kürzere oder längere Zeit auf das Pulver einwirken. Das Deckglas handhabt man am besten derart, daß man es im spitzen Winkel auf den Objektträger aufsetzt und dann vorsichtig über die Flüssigkeit gleiten läßt, um das Auftreten von Luftblasen möglichst zu verhüten. In den meisten Fällen tritt die Wirkung des Reagens bereits nach wenigen Minuten ein; es ist selbstverständlich, daß für jedes Reagens ein frisches Präparat anzufertigen ist. Bei der Betrachtung unter dem Mikroskop müssen die Pulverteilchen derartig im Gesichtsfelde verteilt sein, daß sie in ihren Umrissen dem Auge gut sichtbar sind und sich nicht, weil zu reichlich vorhanden, gegenseitig verdecken. Zu viel Material beeinträchtigt die Untersuchung, eine zu kleine Menge läßt befürchten, daß die charakteristischen Merkmale nicht alle voll zur Geltung kommen. Die Anfertigung mehrerer Präparate mit der gleichen Untersuchungsflüssigkeit ist sehr angebracht, sowohl zur Kontrolle wie zum leichteren Auffinden seltenerer Gewebselemente. Es ist nur eine geringe Mühe, mehrere Präparate derselben Art herzustellen, ein einziges Präparat kann kaum ein zuverlässiges Bild über absolute Reinheit bzw. über den Mengengrad der Verfälschung des betreffenden Pulvers geben. Auch ist es angebracht, die zu untersuchenden Proben verschiedenen Stellen der Pulvermenge zu entnehmen, denn so ausgezeichnet sind verfälschte Pulver niemals gemischt, daß nicht das eine oder andere dieser Präparate ein zur Erkennung genügendes Bild liefert. Es sind dies zwar selbstverständliche Dinge, die sich bei einigen Nachdenken von selbst ergeben, die aber doch bei Außerachtlassung das Resultat der Analyse beeinträchtigen können. Sehr grobe Pulver sind vor der Untersuchung auf feineres Pulver zu verarbeiten oder man fertigt, wenn dieses möglich ist, aus den größeren Fragmenten des groben Pulvers mit dem Rasiermesser Quer- und Längsschnitte. In schwierigen Fällen behandelt man das zu prüfende Pulver zur besseren Sichtbarmachung der einzelnen Zellelemente mit dem Schulzeschen Mazerationsgemisch (s. S. 7). Man untersucht stets zuerst bei schwächerem Okular und schwächerem Objektiv, dann erst bei stärkerem Objektiv. Der bei schwächerer Vergrößerung gewonnene Überblick läßt in den meisten Fällen auf die Identität bzw. Reinheit des betreffenden Drogenpulvers schon gewisse Schlüsse ziehen. Vergleichsobjekte sind stets zu empfehlen, doch ist es nicht notwendig, wie bei den Ganzdrogen, sich zu diesem Zwecke eine Sammlung von Dauerpräparaten anzulegen, es genügt, auf die eine Hälfte des Objektträgers eine Probe des zu prüfenden Pulvers und auf die andere Hälfte eine gleiche Menge eines als einwandfrei bekannten, möglichst selbstgefertigten Pulvers zu bringen. Durch vergleichendes genaues Betrachten beider Präparate wird es nicht schwierig sein, vorhandene grobe Unterscheidungen zu erkennen. Farbenreaktionen werden zur besseren Beobachtung der Farbentöne auf Milchglas, einer weißen Porzellanplatte oder auf einem, auf weißem Papier ruhenden Objektträger ausgeführt.

1. Wasser. Die Untersuchung unter Wasser hat zunächst den Zweck, die An- oder Abwesenheit von Stärke festzustellen, weil diese in den unter Abschnitt 4 aufgeführten Aufhellungsflüssigkeiten schnell verkleistert und dadurch in ihrer Gestaltung verändert bzw. dem Auge mehr oder minder unkenntlich gemacht wird. Es kann sich bei den Untersuchungen um Drogenpulver handeln, welche entweder nur aus Stärkekörnern bestehen oder um solche, die neben reichlich anderen Gewebselementen größere Mengen Stärke aufweisen oder nur Gewebsteile und keine Stärke bzw. letztere nur in Spuren zeigen. Das Vorhandensein oder Nichtvorhandensein von Stärke bildet für manche Drogen ein wichtiges Erkennungsmerkmal. Bei reiner Stärke oder bei reichlicher Stärke neben verschiedenartigen Gewebselementen ist darauf zu achten, ob alle vorhandenen Stärkekörner als der Droge eigen angesehen werden können oder es sich um Zusatz einer fremden Stärke bzw. um Zusatz einer fremden stärkehaltigen Droge handelt. Die im

Pulver freiliegende Stärke läßt sich als der Droge eigen im Vergleich mit stärkeführendem, für die betreffende Droge charakteristischem Gewebe feststellen. Zugesetzte fremde Stärke ist meist an der charakteristischen Gestaltung ihrer Körner zu erkennen, die Stärke fremder Drogen fällt auf durch die Verschiedenheit der Formen gegenüber der eigenen Stärke des zu untersuchenden Drogenpulvers. Auf jedem Fall ist bei fremder Stärke die Menge derselben festzustellen, um zwischen zufälliger Beimengung und absichtlicher Verfälschung unterscheiden zu können.

Des weiteren belehrt uns die Untersuchung unter Wasser über das Vorkommen von in Wasser unlöslichen Kalkoxalatkrystallen (diese werden leicht von der Stärke verdeckt, sind deshalb in Kalilauge leichter nachweisbar), ätherischen und fetten Ölen, Harzen usw. Schleim ist in Wasser löslich (s. unter Abschnitt 2). Im übrigen gibt ein Wasserpräparat wegen der Dunkelheit der Gewebe (Luft) wenig klare und erkennbare Bilder.

Die im Wasserpräparat sehr reichlich auftretenden Luftblasen dürfen nicht mit Stärkekörnern verwechselt werden, ein Irrtum, der Anfängern leicht unterlaufen kann. Um die Luftblasen (verschieden große und verschieden gestaltete, meist rundliche Gebilde mit heller Innenpartie und schwarzem Rande, welche bei einem mit der Nadel auf das Deckglas ausgeübten Druck oder beim Lüften des Deckglases leicht ihre Gestalt verlieren) zu entfernen, setzt man dem Präparat vom Rande des Deckglases aus einen Tropfen Alkohol zu oder man erwärmt den Objektträger schwach über einer Gas- oder Spiritusflamme. Bei Alkoholbenutzung geht, abgesehen von einer durch das Austreiben der Luftblasen und Lösung der Öle, Harze usw. bedingten Aufhellung der Gewebefragmente, keine wesentliche Veränderung des Präparates vor sich; durch das Erwärmen über 60° ist hingegen die Stärke zum Aufquellen gebracht und dadurch in ihren Formen unserem Auge unkenntlich gemacht worden. Man muß deshalb die Anwesenheit von Stärke vor dem Erwärmen feststellen und zugleich darauf achten, ob das Drogenpulver Bestandteile enthält, welche durch Erwärmen bzw. Alkoholzusatz verändert oder gelöst werden können.

2. Alkohol. Alkohol läßt in gleicher Weise die Stärke erkennen wie Wasser. Es hat aber die Untersuchung in einem Tropfen Wasser vorauszugehen, weil, wie oben bereits angeführt, viele in Wasser unlösliche und für die Diagnostizierung des Pulvers wichtige Stoffe wie ätherische Öle, Harze, Farbstoffe usw. in Alkohol in Lösung gehen und alsdann nicht mehr nachweisbar sind. Schleim ist in Alkohol unlöslich, löst sich erst auf Zusatz von Wasser (schleimartige Pulver untersucht man am besten in einer Tuscheverreibung, die Schleimzellen und Schleimballen sind als helle Flecken sichtbar; der Schleim von Tubera Salep färbt sich mit konzentrierter Jodjodkaliumlösung orangegelb bis rotbraun). Schon bei Behandlung mit Alkohol hellen sich die Gewebselemente durch Austreiben der Luftblasen, Auflösen gewisser Zellinhaltsstoffe usw. auf und werden dem Auge erkennbar, es lassen sich aber keine so klare Bilder erzielen wie mit den im Abschnitt 4 angegebenen Aufhellungsmitteln.

3. Jodjodkaliumlösung (1% Jod, 1—2% Jodkalium). Da es leicht möglich ist, bei der Betrachtung unter Wasser und Alkohol nur in kleineren Mengen vorhandene Stärke zu übersehen, setzt man einem Wasser- oder Alkoholpräparat einen Tropfen Jodjodkaliumlösung zu. Die Stärkekörner färben sich je nach der Konzentration der Jodlösung blau, violett bis fast schwarz und sind dann leicht auffindbar. Verkleisterte Stärke, an ihrer Form als solche nicht leicht zu bestimmen, läßt sich auf diese Weise leicht erkennen. Zum sicheren Nachweis kleinster Mengen Stärke ist Chloraljodlösung (5 Teile Chloralhydrat gelöst in 2 Teilen Wasser, mit Zusatz von so viel gepulvertem Jod, daß ein kleiner Überschuß des letzteren vorhanden ist) vorzuziehen, die gebildete Jodstärke ist in Chloralhydratlösung unlöslich. Vor dem Gebrauch ist Chloraljodlösung zu schütteln, damit etwas Jod in das Präparat gelangt. Bei stark fetthaltigen Drogenpulvern verwendet man statt der wässerigen Jodjodkaliumlösung eine bis zur schwachgelben Färbung verdünnte alkoholische Jodtinktur. Auch ist Jodmilchsäure (erhalten durch Auflösung einiger Jodkrystalle in heißer sirupdicker Milchsäure) zu empfehlen, hier tritt mit der Jodwirkung zugleich eine Aufhellung des Gewebes durch die Milchsäure ein.

4. Aufhellungsmittel. Das Aufhellen hat den Zweck, einerseits die durch das Trocknen geschrumpften Gewebe zum aufquellen zu bringen, so daß sie ihre frühere Gestaltung wieder erlangen, andererseits manche das Bild trübende Zellinhaltsstoffe zu lösen und dadurch das Gewebe klarer und durchsichtiger zu machen. Man kennt verschiedene gleichbewährte und gleichempfohlene Aufhellungsflüssigkeiten, welcher man den Vorzug geben will, lehrt die Praxis, je nach dem zu untersuchenden Material wird man die eine oder andere bevorzugen. Gegebenenfalls läßt sich durch ein schwaches Erwärmen das Aufhellen der Gewebselemente etwas beschleunigen. Man muß sich stets vor Augen führen, daß ein gut aufgehelltes Präparat nicht nur die Lust zur Arbeit erhöht, sondern vor allem durch seine sogleich erkennbaren und bestimmbaren Elemente die Lösung der Frage ablesen läßt. Obschon die Behandlung (Erwärmen) mit Wasser bzw. Alkohol eine teilweise Aufhellung des Pulvers herbeiführt, sind die einzelnen Gewebselemente in diesen Flüssigkeiten wenig deutlich zu erkennen. Zum völligen Aufhellen bedient man sich der Kali- oder Natronlauge, des Chloralhydrats oder des Eau de Javelle; diese machen durch

Quellung und Verseifung bzw. Lösung der Zellinhaltsstoffe die Gewebsstücke möglichst durchsichtig.

Kalium- und Natriumhydroxyd können in verschiedener Stärke, in wässeriger wie alkoholischer Lösung benutzt werden, in den meisten Fällen genügt die 15 proz. wässerige Lösung nach dem Deutschen Arzneibuch V. Zum Aufhellen eines Präparates bedarf es meist nur weniger Minuten, der Prozeß läßt sich durch schwaches Erwärmen über einer Gas- oder Spiritusflamme beschleunigen. Man untersucht entweder sogleich unter Lauge (Ersetzen der verdunsteten Flüssigkeit durch einen Tropfen Lauge oder Wasser) oder man entfernt die Lauge zuerst durch Auswaschen mit Wasser, Zusatz von verdünnten Säuren (Essigsäure) usw. Oft werden die Präparate durch das Auswaschen sehr undurchsichtig, so daß eine nochmalige Behandlung mit Kali- bzw. Natronlauge notwendig wird, deshalb ist es vorzuziehen, sogleich unter Lauge zu untersuchen. Mit Natron- oder Kalilauge hergestellte Präparate lassen sich nicht sogleich mit Phloroglucin-Salzsäure (s. u.) behandeln, die Lauge ist vorher auszuwaschen.

Chloralhydratlösung (5 Teile Chloralhydrat gelöst in 2 Teilen Wasser) wird in gleicher Weise wie Kali- bzw. Natronlauge benutzt, sie wirkt zwar etwas langsamer, ist aber zur Pulveranalyse ganz besonders geeignet, weil sie die meisten Zellinhaltsstoffe in wenigen Minuten löst oder zum starken Aufquellen bringt, ohne die Zellmembranen wesentlich anzugreifen. Chloralhydrat wird deshalb anderen Aufhellungsmitteln gegenüber zumeist bevorzugt, weil hochprozentige Chloralhydratlösungen ein auffallend kräftiges und rasch wirkendes Durchdringungsvermögen besonders für pflanzliche Gewebe besitzen und eine sehr große Zahl heterogener Substanzen leicht und ausgiebig zu lösen vermögen, auch lassen sich viele als Inhalt von pflanzlichen Geweben auftretende, in der wässerigen Chlorallösung nur wenig oder kaum lösliche Substanzen (Fette, Wachsarten, Harze usw.) leicht durch weingeistige **Chloralalkoholatlösung** extrahieren und ermöglichen dadurch gute Aufhellungen. Um sehr klare Bilder zu erzielen, läßt man Chloralhydratlösung am besten bis einige Stunden einwirken, die Zeitdauer ist auszuprobieren. Es ist darauf zu achten, daß die Lösung auf dem Objektträger durch Verdunsten des Wassers nicht austrocknet nnd das Präparat hierdurch leidet (Aufbewahren in feuchter Kammer, Ersetzen des verdunsteten Wassers). Zur Chloralhydratlösung läßt sich Salzsäure, Eisenchloridlösung, Essigsäure, Chloraljod-, Jodjodkalium-, Chlorzinkjodlösung ohne auszuwaschen sogleich zusetzen, was bei der Kali- wie Natronlauge nicht immer möglich ist.

Eau de Javelle bewährt sich als Aufhellungs- und Bleichungsmittel besonders bei dunkelgefärbten Geweben (Auswaschen mit Wasser, verdünnter Essigsäure usw.).

Nach Behandlung mit Kalilauge, Chloralhydrat oder Eau de Javelle ist die für die Untersuchung störende Stärke verquollen, Aleuron ist zerstört, fette und ätherische Öle wie Harze sind verseift bzw. gelöst, sämtliche Gewebselemente sind dem Auge deutlich erkennbar. Fremdartige Beimischungen lassen sich leicht auffinden und mit den charakteristischen Bestandteilen der zugrunde liegenden Droge vergleichen. Calciumoxalatkrystalle (in Essigsäure unlöslich, in Salzsäure löslich, mit Schwefelsäure Bildung von Gipsnadeln), welche in ihrer Ausbildung für die Diagnose des Pulvers von Wichtigkeit sind, in Wasser- und Alkoholpräparaten aber vielfach durch die Stärke verdeckt wurden, treten als Zellinhaltskörper wie freiliegend scharf hervor. Verholzte Elemente (Gefäße, Sklerenchymfasern, Steinzellen usw.) färben sich mit Kali- und Natronlauge gelb.

Lysollösung (Lysol- bzw. Kresolseife 10 g, Wasser 50 g, Glycerin 10 g, Alkohol 30 g), Natriumsalicylatlösung (gleiche Teile krystallinisches Natriumsalicylat und Wasser) und Kresol - Natriumsalicylatlösung (Natriumsalicylat 10 g, Wasser 15 g, Kresol. liquefac. 5 g) dienen gleichen Zwecken. Mit diesen Lösungen lassen sich sehr gute Resultate erzielen, sie ersetzen die Chloralhydratlösung und werden in gleicher Weise wie diese verwendet.

5. Phloroglucinsalzsäure (1—5proz. alkoholische Phloroglucinlösung, später (zum fertigen Präparat!) Zusatz von 1—2 Tropfen Salzsäure). In kurzer Zeit färben sich sämtliche verholzten Elemente wie Steinzellen, Steinkork, Sklerenchymfasern, Tracheen und Tracheiden, verholzte Parenchymzellen usw. kirschrot bis rotviolett (nicht alle sklerenchymatisch verdickten Zellen sind verholzt!), lassen sich mithin im Pulver leicht durch ihre Färbung erkennen und bestimmen. Die Salzsäure des Reagens bringt die Stärke zum Aufquellen und die Oxalatkrystalle in Lösung, worauf zu achten ist.

Sonstige, nur in bestimmten Fällen zu verwendende Reagenzien sind:

Eisenchloridalkohol (10 Teile Alkohol und 1 Teil Eisenchloridlösung) gibt mit Gerbstoffen blauschwarze oder grüne Färbung.

Kaliumbichromat (in konzentrierter Lösung), **Chromsäure** (in 1 proz. Lösung), beide haben ähnliche Reaktion wie Eisenchlorid und bilden mit Gerbstoffen eine voluminöse, nach der Menge des Gerbstoffes hellbraune bis schwarzbraune, in Wasser unlösliche Fällung.

Chlorzinkjodlösung (30 g Chlorzink, 5 g Jodkalium, 0,89 g Jod, 14 ccm Wasser bzw. nach Behrens 25 g Chlorzink, 8 g Jodkalium, 8,5 ccm Wasser und soviel Jod, als sich löst. Am besten bedient man sich nach Nawopokrowsky getrennter Lösungen von Chlorzink (2 Teile Chlorzink in 1 Teil Wasser) und Jodjodkalium (1% Jod, 1% Jodkalium). Erst einige Sekunden in einem Tropfen Jodjodkaliumlösung, dann übertragen in die Zinkchloridlösung. Nach $1-1^1/_2$ Minuten muß das Präparat gefärbt sein, sonst Jodjodkalium in kleinen Mengen zusetzen. Cellulosemembranen werden blau bis violett, verholzte Membranen gelb oder braun gefärbt.

Äther, Benzin, Chloroform, lösen fette Öle und lassen bei fetthaltigen Samen die Aleuronkörner besser hervortreten.

Alkannatinktur oder alkoholische **Alkanninlösung,** zum Nachweis fetter und ätherischer Öle, Harze, färben diese nach kürzerer oder längerer Zeit rot. Vor dem Gebrauch sind beide Flüssigkeiten mit gleichen Teilen Wasser zu verdünnen.

Schwefelsäure (Deutsches Arzneibuch V), **Salpetersäure** (Deutsches Arzneibuch V), **Essigsäure** (Deutsches Arzneibuch V), **Salzsäure** (Deutsches Arzneibuch V), **Vanillinsalzsäure** (0,005 g Vanillin in 0,5 g Alkohol, 0,5 g Wasser und 3 g Salzsäure) usw.

Schulzesches Macerationsgemisch. Man übergießt (unter dem Abzug!) in einem weiten Reagensglase eine kleine Messerspitze voll chlorsaures Kali und eine kleine Messerspitze des zu untersuchenden Pulvers mit so viel Salpetersäure, daß die Masse vollständig bedeckt ist und erwärmt über einer Flamme oder durch Eintauchen in heißes Wasser bis zum Beginn lebhafter Gasentwicklung. Man achte darauf, daß die Gasentwicklung nicht zu stark wird und die Masse nicht überschäumt. Nach dem Erkalten verdünnt man das Gemisch zunächst bis zum Rande des Reagensglases mit einer Lösung aus gleichen Teilen Wasser und Salpetersäure, läßt absetzen, gießt vorsichtig ab und wiederholt diese Prozedur 2—3 mal. In gleicher Weise verfährt man mit reinem Wasser, dann entfernt man das Wasser soweit wie möglich durch Absetzenlassen und Abziehen. Die einzelnen Zellelemente sind bei Betrachtung unter dem Mikroskop scharf und deutlich begrenzt und deshalb leicht bestimmbar.

Eine **chemische Prüfung** der Drogenpulver ist in wichtigen Fällen neben oder zur Unterstützung der mikroskopischen Untersuchung angebracht. Es kann sich hierbei um folgende Bestimmungen handeln: Aschengehalt, wässeriges bzw. alkoholisches oder ätherisches Extrakt, Stärke, Zuckerarten und verzuckerbare Stoffe, Cellulose, Gehalt an ätherischen Ölen, Stickstoffbestimmung usw. Eine oder zwei dieser Analysen dürften genügen, die Bestimmung der Asche und die Ermittlung des Extraktgehaltes sind einfach und leicht auszuführen.

Übersicht.

Tabelle.

I. Nur Stärkekörner (hierzu auch Leguminosenmehl und Hafermehl). Mit Chloraljod Blaufärbung, mit Jodjodkalium Violettfärbung.

1. Körner stets oder meist einfach.

A. Körner abgerundet.

a) Ellipsoidisch, ei- oder bohnenförmig.

α) Schichtung im ausgewachsenen Korn exzentrisch und deutlich ausgeprägt.

*) Schichtenkern im schmalen Ende des Kornes:

Amylum Solani.

Körner meist einfach, wenige halb- und zu 2—3 (sehr selten bis zu 12) ganz zusammengesetzt, spitz-eirund, muschelförmig, birnförmig, flach elliptisch, gerundet 3—4seitig, namentlich gerundet rhombisch, auf der Seite liegend meist elliptisch oder schmal elliptisch, vorherrschend 0,045—0,075 mm lang, 0,045 bis 0,060 mm breit und 0,015—0,032 mm dick.

**) Schichtenkern zentral oder im breiten Ende des Kornes, selten gegen das schmalere Ende, meist Kernspalten.

Amylum Marantae.

Körner stets einfach, eiförmig, schief-eiförmig, birnförmig, ellipsoidisch oder rundlich, selten kugelig, meistens 0,03—0,05 mm groß. Schichtungkern, rundliche Kernhöhle oder einfache bzw. mehrstrahlige Kernquerspalte.

β) Schichtung konzentrisch und deutlich ausgeprägt. Korn mit länglicher zerklüfteter bzw. rissiger Kernhöhle:

Farina Leguminosarum =

Farina Phaseoli, Pisi, Lentis, Viciae (die reine Stärke ist nicht im Handel). Elliptische, zum Teil etwas nierenförmige oder kugelige Körner, bei der Bohne 0,024—0,060 mm, bei der Erbse 0,020—0,040 mm, bei der Linse 0,009—0,040 mm groß; Kotyledonargewebe; Fragmente der Samenschale mit charakteristischen Palisadenzellen der Oberhaut usw.)

b) Kreisrund, linsenförmig, gemischt mit zahlreichen kleinen rundlichen und eckigen Körnern:

Amylum Tritici, Amylum Secalis, Amylum Hordei.

Kernlose, einfache, undeutlich konzentrisch geschichtete (Schichtung bei Zusatz von Kalilauge deutlicher sichtbar), scheibenrunde oder etwas nierenförmige, flache, von der Seite gesehen linsenförmige Großkörner und meist einfache, eiförmige, kugelige, seltener spindelförmige Kleinhörner, daneben vereinzelt regelmäßig zusammengesetzte Kleinkörner oder deren Bruchkörner. Beim Weizen sind die Großkörner meist 0,028—0,038 mm, die Kleinkörner 0,003—0,007 mm groß, beim Roggen erstere meist 0,035—0,052, bei der Gerste bis 0,03 mm, die Kleinkörner 0,001 bis 0,0045 mm, Übergänge von Groß- zu Kleinkörnern seltener. Vom Roggen und der Gerste ist nur das Mehl, nicht die reine Stärke im Handel; im Mehl je nach der Feinheit Stücke des Nährgewebes, der Kleberschicht, der Frucht- und Samenschale usw.

B. Körner polyedrisch und rundlich: **Amylum Maidis.**

Die Körner aus dem hornartigen, peripheren Teil der Frucht 5—6seitig-polyedrisch oder gerundet-3—4kantig, 0,01 bis 0,018 mm groß, größere selten; die Körner aus dem inneren, lockeren, mehligen Gewebe der Frucht gerundet-eiförmig oder kugelig, 0,009—0,015 mm groß. Sämtliche Körner mit mehr oder weniger deutlicher zentraler, runder oder zwei- bis dreistrahliger Kernhöhle, eine Schichtung ist nicht vorhanden oder doch nur sehr undeutlich.

2. Körner zusammengesetzt.

a) Zu 2 bis 3 und mehreren zusammengesetzt, die Teilkörner paukenförmig: **Amylum Manihot.**

Hauptsächlich zu 2—3, selten bis zu 8 zusammengesetzte Körner bzw. deren einzelne, halbkugelige, polyedrische, von der Seite gesehen mehr oder weniger paukenförmig und tonnenförmig gestaltete, von oben gesehen (d. h. wenn die Einzelkörner auf ihren Bruchebenen aufliegen) kugelige Teilkörner, etwa 0,015 bis 0,025 mm, selten bis 0,035 mm groß, die Körner mit einer bzw. nach der Zahl der Teilkörner mehreren ebenen Berührungsflächen, sonst abgerundet. Ferner kleine, 0,005—0,015 mm große, einfache und kugelrunde Körner. Die Schichtung ist zart, konzentrisch, nicht immer deutlich sichtbar; in der Mitte jedes Kornes eine kleine, zuweilen stark erweiterte kreisrunde oder zerrissene Kernhöhle.

b) Zu vielen zusammengesetzt, in der Droge meist in die scharfkantigen polyedrischen Teilkörner zerfallen.

α) Teilkörner mittelgroß, daneben kleine spindelförmige Einzelkörner: **Farina Avenae.**

Die Ganzkörner aus 2—80 Teilkörnern zusammengesetzt, oval mit runden Umrißkonturen, 0,018—0,044 mm groß, noch häufig erhalten; die Teilkörner polyedrisch, gerundet-kantig, 0,003 bis 0,011, meist etwa 0,008 mm groß. Die Füllstärke aus rundlichen, kleinen, oft zu 2 und 3 zusammengesetzten Körnern und aus charakteristischen größeren wie kleineren, eiförmigen, spindelförmigen oder sichelförmigen Körnern mit ein- oder beiderseitigem Nabel. Keine Kernhöhle. Daneben Gewebsfragmente des Nährgewebes wie der Frucht- und Samenschale; keine Spelzenelemente. Reine Stärke ist nicht im Handel.

β) Teilkörner sehr klein und ziemlich gleichmäßig an Größe und Gestalt, keine spindelförmigen Körner: **Amylum Oryzae.**

Teilkörner fast ausnahmslos scharfkantig, 3—6eckig, fast krystallartig, durchschnittlich 0,0045—0,0060, seltener bis 0,0090 mm groß, häufig mit einer beim Trocknen entstandenen Kernhöhle an Stelle des sonst undeutlichen Kernes. In der Droge selten größere, fast eirunde bis kugelige, aus diesen Teilkörnern bestehende zusammengesetzte Körner.

II. Nur Schleimmembranen und Stärkekörner:
Tragacanthapulv.

Fragmente geschichteter Schleimmembranen (untersuchen in Glycerin, dann vorsichtiges Zufließenlassen von 1 Tropfen Wasser), von diesen Membranen eingeschlossene Gruppen rundlicher kleiner, teils einfacher (0,004—0,015 mm, meist bis 0,012, ausnahmsweise bis 0,02 mm groß), teils zusammengesetzter (aus 2, seltener 3—4 und mehr Teilkörnern) Stärkekörner, oft zu Klumpen vereinigt; freiliegende Stärkekörner. Häufig ist die organische Struktur verschwunden, die Zellhäute sind fast bis zur Unkenntlichkeit gequollen.

III. Nur blaßgelbe Sporen. Lycopodium.

Nahezu gleichgroße, tetraedrisch-sphärische Zellen von 0,029 bis 0,032 mm Durchmesser, von drei ziemlich flachen und einer konvex gewölbten Fläche begrenzt, letztere vollständig, die drei Seitenflächen bis nahe den Kanten mit netzartig verbundenen, stark vortretenden Leistchen = Wabennetz bedeckt. Alkannatinktur färbt das aus den verriebenen Sporen austretende fette Öl intensiv rot. Spuren von Stärke sind wegen der von den russischen Sammlern zum Versand benutzten Mehlsäcke nicht zu beanstanden.

IV. Nur Haarbildungen.
A. Nur braungelbe Drüsenhaare: Glandulae Lupuli.

Kreisel- oder hutpilzförmige, kurzgestielt schüsselförmige, 0,14 bis 0,25 mm große Drüsenhaare, der obere deckelartige, gewölbte Teil (Cuticula) scharfkantig gegen den unteren stielartig verschmälerten abgesetzt. Die Schale aus einer einfachen Lage polyedrischer, derbwandiger, dunkelbrauner, der Stiel aus rechteckigen, dünnwandigen, hellgelben Zellen. Viele Gebilde geschrumpft. Zwischen Cuticula und Sezernierungszellen eine gelbe Harzmasse. Abdruck der Umrisse der Sezernierungszellen auf der Cuticula. Aufhellen mit Alkohol, Äther, Kalilauge oder Chloralhydrat.

**B. Braunrote Drüsenhaare, gemischt mit graubraunen Büschel-
haaren.** Mit Kalilauge orangerote Färbung: **Kamala.**

> Kugelige, zuweilen fast nierenförmige, oben und unten etwas
> eingedrückte, 0,04—0,01 mm große Drüsen, aus bis 60 strahlig
> angeordneten, vom Anheftungspunkt der Drüse divergierenden,
> keulenförmigen Zellen gebildet. Zwischen den stark verdickten,
> dunkelrot gefärbten Wänden dieser Zellen und der das Ganze
> umhüllenden Cuticula eine gelblichrote Sekretmasse. Ferner im
> Pulver graue, gelbliche oder ungefärbte, zum Teil mehr oder
> minder verholzte Büschelhaare mit 5—20 einzelligen, dick-
> wandigen Armen. Aufhellen mit Alkohol, Äther, Kalilauge oder
> Chloralhydrat. Bei zu hohem Sandgehalt Bestimmung der
> Asche.

V. Nur Pilzhyphen, keine anderen pflanzlichen Elemente. Keine Stärke.

A. Oxalat-Einzelkrystalle: **Fungus Laricis pulv.**

> Fetzen eines dichten Gewebes zahlreicher langer, farbloser oder
> gelblicher, dünnwandiger, durcheinanderlaufender, teils erhaltener,
> teils in Verharzung begriffener Hyphen bzw. deren Häute, Quer-
> wände selten. Große Calciumoxalate aus dem Gewebe der kurzen
> Hyphen in der Außenschicht. Reichlich Sand, Kalkfragmente,
> Rinden- und Harzteilchen der Lärche usw. Beim Erwärmen
> einer kleinen Probe des Pulvers mit Chloralhydrat zeigen sich
> nach dem Erkalten aus kleinen Nadeln zusammengesetzte Kry-
> stalle der Agaricinsäure.

B. Kein Oxalat. Mit Kalilauge Geruch nach Trimethylamin:

Secale cornutum pulv.

> Nur Stücke eines gleichmäßigen, sehr kleinzelligen, bis auf die
> tiefviolett gefärbte Rindenschicht farblosen oder grauweißen
> pseudoparenchymatischen Gewebes, bestehend aus kurzen, un-
> gleichen, dünnwandigen, auf dem Querschnitt ungleich weiten,
> innig miteinander verflochtenen und reichlich Öl enthaltenden
> Hyphen.

VI. Fast ausschließlich Parenchymgewebe neben wenigen Gefäßbündelfragmenten.

Keine Stärke. Mit konz. Schwefelsäure braunrote Färbung:

Fructus Colocynthidis mund. pulv.

> Lockeres Parenchymgewebe aus großen, grobgetüpfelten, ellip-
> tischen, dünnwandigen, luftführenden Zellen, mit reichlichen
> Intercellularen, an der Berührungsstelle zweier Zellen eine deut-
> liche, runde Tüpfelplatte; Stücke zarter Gefäßbündel. Bei mit-
> vermahlenen Samen stark verdickte Palisadenzellen der Epi-
> dermis und verschieden gestaltete, stark verdickte Steinzellen
> der übrigen Schichten der Samenschale.

VII. Parenchymgewebe mit reichlichen Ölschläuchen (die Parenchymzellen mit Amylodextrin erfüllt), Epidermis, Fragmente zarter Gefäßbündel.

Mit Eisenchloridalkohol schwach grüne, mit Kalilauge und Eau de Javelle hell gelblichrote, mit Jodjodkalium weinrote bis braunrote Färbung:

Macis pulv.

Parenchymgewebestücke aus dünnwandigen, mit Amylodextrin erfüllten, verwischt-vielästigen Zellen und reichlichen, ein gelbes oder gelbbräunliches ätherisches Öl führenden, 0,062—0,088 mm weiten sphäroidalen Schläuchen mit verkorkter Membran; Stücke der beiderseitigen Epidermis aus langgestreckten, parallelwandigen, fast spindelförmigen Zellen; Fragmente zarter Gefäßbündel. Die Amylodextrinkörper 0,002—0,01 mm groß, knochen- und stäbchenförmig, wulstig gebogen.

VIII. Fragmente starker Gefäßbündel aus Gefäßbündelzylinder bzw. Rinde (weite Gefäße = Tracheen, evtl. auch Tracheiden). Elemente der Rinde, Epidermis. Kein oder nur sehr vereinzelt Kork. Reichlich Stärke.

Mit Chlorzinkjod, Jodjodkalium und Chloraljod blauschwarze bis violettschwarze Färbung: **Rhizome, Wurzeln, Knollen.**

A. Sklerenchymfasern.

a) Stärke deutlich exzentrisch geschichtet. Eisenchloridalkohol färbt olivgrün: **Rhizoma Galangae pulv.**

Reichlich derbwandiges, poröses, stärkehaltiges Parenchymgewebe mit zerstreuten braunen verkorkten Sekretzellen (äther. Öl); die Stärkekörner ei-, birnen- oder keulenförmig, seltener zylindrisch oder kugelig 0,025—0,040 mm groß, undeutlich exzentrisch geschichtet, das Stärkezentrum im dickeren Ende. Kein Kork, die Epidermis kleinzellig, braun, ohne Haarbildungen, oft mehrschichtig, mit Spaltöffnungen. Netz- bzw. Treppen- und Tüpfelgefäße; reichlich dickwandige gelbe Sklerenchymfasern; in der Umgebung der Gefäße kleine, braune, gestreckte, unverkorkte Sekretzellen (Gerbstoff).

b) Stärke rund, meist einzeln. Eisenchloridalkohol färbt schmutzig hellgrün: **Rhizoma Calami pulv.**

Reichlich stärkehaltiges, dünnwandiges Parenchymgewebe (Schwammgewebe, aus einschichtigen Zellplatten mit großen Intercellularen) mit fast kugeligen, verkorkten Sekretzellen (äther. Öl) an den Stellen, wo die Zellplatten zu 3—4 zusammenstoßen; die Stärkekörner rundlich, oval, selten polyedrisch, meist 0,002—0,004 mm groß, einzeln, selten zu 2—4 zusammengesetzt; gerbstofführende Zellen im Parenchym (mit Vanillin-Salzsäure-Rotfärbung). Kleinzellige Epidermis, Kork nur vereinzelt (von den Blattnarben). Sklerenchymfasern spärlich, verhältnismäßig schwach verdickt. Nur wenige Kalkoxalateinzelkrystalle bzw. Stücke von Krystallkammerfasern.

c) Stärke meist zusammengesetzt, weniger einfach.

α) Oxalat-Raphiden: **Radix Sarsaparillae pulv.**

Kein oder nur wenig Kork, die Epidermiszellen fast kubisch, vielfach zu Wurzelhaaren ausgewachsen (letztere in der Droge durch das Waschen der Wurzeln meist abgerissen oder abgerieben). Quadratische, fast gleichmäßig verdickte, getüpfelte Zellen des Hypodermgewebes. Reichlich stärkehaltiges großlumiges Rindenparenchym, die Stärke meist unverkleistert, einfach und zusammengesetzt, meist aus 2—3, seltener 4—6 Teilkörnern, mit deutlichem oft sternförmigem Kern. Quadratisch und gleichmäßig verdickte Zellen der Endodermis. Gefäßfragmente; stark verdickte Sklerenchymfasern aus dem Gefäßbündelzylinder. Stärkehaltiges verholztes Markparenchym; Zellen mit gelbem Harz. Kalkoxalat in 0,006—0,008 mm großen Raphiden.

β) Kein Oxalat. Durch Eisenchloridalkohol grüne bis braungrüne, durch Eau de Javelle rotbraune Färbung:

Rhizoma Filicis pulv.

Bei einem Pulver aus ungeschältem Rhizom: kein Kork, die Epidermis dünnwandig, die Zellwände dunkel gefärbt; ein vielschichtiges Hypodermgewebe aus braunen, starkwandigen, schmalen, beiderseits zugespitzten, faserartigen Zellen. Hypoderm und Epidermis fehlen bei der geschälten Droge. Reichlich stärkehaltiges dünnwandiges Parenchymgewebe, die Stärkekörner einfach, 0,003—0,018 mm groß; Intercellularräume mit eigenartigen, birnen- oder flaschenförmigen Haarbildungen (Sekretionszellen) mit verkorkter Membran. Fragmente von leiter- oder treppenförmig verdickten Tracheiden.

B. Keine Sklerenchymfasern: **Tubera Salep pulv.**

Hauptsächlich dünnwandiges, mit Stärke und Schleim erfülltes Parenchymgewebe, die Stärke verkleistert; eiförmige bis kugelige aus den Zellen herausgefallene Schleimballen bzw. Trümmer derselben [färben sich mit Jodjodkaliumlösung (ohne Wasserzusatz) orangegelb bis braunrot]. Raphidenbündel. Spärlich schmale, ring- bis netzförmig verdickte Gefäße.

IX. Elemente des Holzkörpers bzw. Gefäßbündelzylinders (weite Gefäße = Tracheen, evtl. auch Tracheiden), Rindenelemente, Kork bzw. Metaderm (Epidermis nur in einzelnen Fällen). Stärke reichlich oder fehlend: Wurzeln, Rhizome, Knollen.

A. Sklerenchymfasern.

a) Stärke reichlich, exzentrisch geschichtet.

α) Steinzellen. Calcium-Oxalat in Einzelkrystallen, Nadeln und Prismen. Sklerenchymfasern sehr spärlich, nur schwach verdickt. Durch Salpetersäure blutrote bis dunkelrote Färbung, durch Chlorzinkjod erst braunschwarz, dann violettschwarz:

Radix Colombo pulv.

Reichlich Parenchymgewebe, dicht gefüllt mit meist 0,030 bis 0,055, höchstens bis 0,090 mm großen, kugeligen, keulenförmigen, sehr unregelmäßig gestalteten Stärkekörnern, ferner im stärkehaltigen Parenchymgewebe Oxalatnadeln und Prismen, durch die Stärke verdeckt. Sehr vereinzelt gelbe, verholzte, ungleich stark verdickte Steinzellen mit Einzelkrystallen oder Krystallsand im Innern. Korkgewebe. Stücke kurzgliedriger, breitgetüpfelter, goldgelber Gefäße; dünnwandige Ersatzfasern.

β) Keine Steinzellen. Keine Oxalatkrystalle. Stärkezentrum im dünneren vorgezogenen Ende = Zingiberaceen-Stärketypus.

$\alpha\alpha$) Sklerenchymfasern sehr spärlich. Kork meist mit Epidermis; große, dickwandige, gekrümmte Haare:

Rhizoma Zedoariae pulv.

Die Haare 1—6-, meist einzellig, bis 1 mm lang (diese ein charakteristisches Unterscheidungsmerkmal von Rhizoma Zingiberis). Reichlich stärkehaltiges Parenchymgewebe, die Körner 0,020 bis 0,070, selten bis 0,075, meist 0,030—0,050 mm lang und 0,020 bis 0,030 mm breit, flach, scheibenförmig, linsenförmig oder etwas länglich, exzentrisch geschichtet, von der Seite stabförmig, der Kernpunkt in dem dem schmalen Ende ansitzenden Vorsprung; zahlreiche Sekretzellen von kugeliger oder isodiametrischer Form mit verkorkter Wandung (Inhalt farblos oder gelblich). Nur sehr wenige Sklerenchymfasern aus den Gefäßbündeln der Rinde.

$\beta\beta$) Sklerenchymfasern reichlicher. Kork nur zuweilen mit Epidermis; keine Haarbildungen:

Rhizoma Zingiberis pulv.

Reichlich dünnwandiges, stärkehaltiges Parenchymgewebe mit zahlreichen verkorkten Sekretzellen (Inhalt citronen- oder goldgelb), die Stärkekörner stets einfach, ähnlich wie bei Rhizoma Zedoariae geformt, 0,006—0,032, seltener bis 0,050, meist 0,020 bis 0,025 mm lang, 0,018—0,025 mm breit und 0,008—0,01 mm dick. Die Sklerenchymfasern meist schwach verdickt, spaltenförmig und schräg getüpfelt, bis 0,6 mm lang, meist 0,015 bis 0,030 mm breit; in der Nähe der Fasern und Gefäße 0,060 bis 0,090 mm lange, 0,009—0,012 mm breite, dünnwandige Zellen mit unverkorkten Wandungen (Inhalt orange- bis rotbraun, Gerbstoff). Fasern und Gefäße färben sich mit Phloroglucinsalzsäure nur schwach rot. Pulver von vollständig geschälter Droge ist ohne Kork; bei gewöhnlichem Bengal-Ingwer auch verkleisterte Stärke

b) **Stärke reichlich, sehr verschieden gestaltet, meist einzeln, seltener zusammengesetzt.** Kalkoxalatdrusen:

Rhizoma Tormentillae pulv.

Rotbrauner Kork bzw. Borke. Reichlich dicht mit Stärke erfülltes Parenchymgewebe, teils mit dunkelbraunem Inhalt, im Markgewebe mit morgensternförmigen Oxalatdrusen. Die Stärkekörner meist einfach, seltener zusammengesetzt, sehr verschieden gestaltet und verschieden groß, rund, eiförmig, muschelförmig, gebogen, abgestutzt, teilweise verquollen. Fragmente von Gefäßgruppen (Tüpfel- und Spiralgefäße) mit stark verdickten Holzfasern oder nur von Holzfasern. Harzklumpen.

c) **Stärke reichlich, rund, meist einzeln.** Kein Kalkoxalat (siehe auch **Radix Ononidis pulv.**).

α) Durch Salpetersäure beim Erwärmen blutrote Färbung (evtl. Zusatz von etwas Schwefelsäure); mit Salpetersäure (vorheriges Anfeuchten mit einer kleinen Menge Wasser oder Alkohol) Ausscheidung von gelben Berberinkrystallen:

Rhizoma Hydrastis pulv.

Dünnwandiges Korkgewebe. Reichlich stärkehaltiges, dünnwandiges Parenchymgewebe, die Stärkekörner klein, rundlich, einzeln oder zu 2—4 zusammengesetzt, meist 0,004—0,008 mm groß. Stücke schmaler, kurzer, schräg spaltförmig getüpfelter, mäßig verdickter, gelbgefärbter Holzfasern; gelbgefärbte Gefäß- und Tracheidenstücke, die Gefäße als Spiral- und weitlumige Tüpfelgefäße, letztere mit kreisrunden Öffnungen, teilweise mit einer glänzenden gelben Masse erfüllt. Kein Oxalat. Bei Salpetersäurebehandlung unter dem Mikroskop erkennbare Ausscheidung von Berberinnitrat in gelben, nadelförmigen Krystallen; mit Wismutnitrat gemischt und mit Schwefelsäure befeuchtet gibt Hydrastispulver eine gelbbraune Färbung, die in Rotgelb und dann in Braun übergeht (Hydrastin).

β) Durch Salpetersäure keine blutrote Färbung und keine Ausscheidung von Krystallen: **Radix Pimpinellae pulv.**

Dünnwandiger Kork mit kollenchymatisch verdicktem Phelloderm; reichlich lockeres stärkehaltiges Parenchymgewebe, die Stärkekörner klein. Ziemlich zahlreiche intercellulare Sekretgänge, von einem zarten Epithel ausgekleidet, meist gleich oder geringer als der Durchmesser der Gefäße (bei P. Saxifraga 0,03 bis 0,04 mm, bei P. magna bis 0,06 mm). Zahlreiche dickwandige, deutlich getüpfelte Ersatzfasern bzw. Sklerenchymfasern des Holzes (diese fehlen den übrigen offizinellen Umbelliferenwurzeln); reichlich dickwandige unverholzte Ersatzfasern aus der Umgebung der kleinen Siebröhrenbündel der Rinde. Gefäßfragmente. Keine Steinzellen; kein Kalkoxalat.

d) Stärke reichlich, meist zusammengesetzt, weniger einfach.

α) Calciumoxalat in Prismen und als Sand. Mit Eisenchlorid dunkelgrüne, mit Kalilauge tiefbraunrote Färbung:

Radix Ratanhiae pulv.

Dünnwandiger Kork, die Zellen mit rotbrauner Masse erfüllt. Hauptsächlich Bruchstücke von Sklerenchymfaserbündeln (aus Rinde und Holz), häufig von Krystallkammerfasern begleitet (teils ca. 0,1 mm lange prismatische, teils kleine Einzelkrystalle oder Krystallsand); Fragmente von weiten, behöft getüpfelten Tracheen und von Tracheiden. Stücke des Holz- und Rindenparenchyms und des Parenchyms der Markstrahlen, aus grobgetüpfelten braunen oder gelblichen Zellen, mit Stärke und einer rotbraunen Masse als Inhalt. Einfache und zu 2—5 zusammengesetzte Stärkekörner, 0,01—0,03 mm groß. Reichlich Stücke einer amorphen orange- oder rotbraunen glänzenden Masse (Gerbstoff, mit Eisenchlorid olivengrün).

β) Calciumoxalat-Einzelkrystalle: **Radix Ononidis pulv.**

Kork bzw. Borke. Bastfasern (unverholzt, dickwandig) und Holzfasern. Reichlich unverholztes (Rinde) und verholztes (Holz) stärkehaltiges, grobgetüpfeltes Markstrahlgewebe, zwischen diesem Oxalatzellen mit 2, 3 und mehreren, durch starke verholzte Querwände der Zellen abgesonderten Krystallen. Die Stärkekörner einfach, kugelig, mit zentraler Kernhöhle oder zusammengesetzt. Gefäßstücke mit kurzen, spaltenförmigen, schwachbehöften Tüpfeln. Stücke von Krystallkammerfasern mit Einzelkrystallen aus der Begrenzung der Holzfasergruppen und der Markstrahlen.

e) Keine Stärke. Keine Calciumoxalatkrystalle.

α) Milchröhren: **Radix Cichorii pulv.**

Korkfragmente aus dünnwandigen Zellen mit bräunlichgelber Membran. Reichlich Fetzen lockeren Parenchymgewebes aus der primären und sekundären Rinde und dem Holz, die Zellen isodiametrisch oder etwas tangential gestreckt, gerundet-polyedrisch; Parenchymgewebefetzen aus der Umgebung der Siebröhren und Milchröhren, die Zellen axial gestreckt, gleich hoch; reichlich Parenchymgewebestücke mit Inulin-Sphäriten. Siebröhrenfragmente. Gewebe mit netzförmig verzweigten gegliederten Milchröhren. Stücke stark gegliederter, weiter und enger Netzgefäße. Seltener sklerotische Fasern aus dem Holzkörper. Chlorzinkjod färbt alle Membranen direkt blau, die Gefäßwände grünlichgelb.

β) Keine Milchröhren: **Radix Senegae pulv.**

Korkfetzen aus dünnwandigen, tangential gestreckten Zellen mit hellgelber Wandung. Stücke des parenchymatischen Gewebes der Rinde, die Zellen tangential gestreckt, mit deutlichen Intercellularen, und teilweise fettem Öl als Inhalt; Parenchymgewebe der Markstrahlen der sekundären Rinde und des Holzes, aus spindelförmigen, fast prosenchymatischen, spiral- und netzförmig verdickten Zellen. Gefäßfragmente, die Querwände kreisförmig durchbrochen, die Wände behöft getüpfelt; Tracheidenstücke; spitz endende Sklerenchymfasern mit stark schräggestellten spaltenförmigen Tüpfeln. Keine Steinzellen. Unverholzte, stark lichtbrechende, weiße Bastfasern lassen auf mitvermahlene Stengelbasen schließen.

B. Keine Sklerenchymfasern (siehe auch **Radix Colombo pulv.** S. 15).

a) Calciumoxalat.

α) Oxalatnädelchen, seltener größere Oktaeder. Stärke nur in sehr geringen Mengen, keine Schwarzviolettfärbung mit Chloraljod oder Jodjodkalium: **Radix Gentianae pulv.**

Wenig dünnwandiger, schwach verholzter Kork. Hauptsächlich Stücke dünnwandigen, stärkefreien, in Wasser quellenden Parenchymgewebes, die Zellen enthalten neben gelblichen, körnig-klumpigen, in Wasser fast völlig löslichen Massen kleine ölartige Tröpfchen und sehr kleine Oxalatkrystalle, seltener auch größere Oktaeder (das Präparat ist mit Kalilauge oder Chloralhydrat gut aufzuhellen!). Kurze, unverholzte, getüpfelte Ersatzfasern. Stücke von etwa 0,06—0,1 mm weiten Tracheen mit ringförmig, netzig- oder leiterartig verdickten gelblichen Wänden und kreisförmig durchbrochener Zwischenwand, daneben Fragmente schmaler, 0,015—0,030 mm weiter Gefäße (die Gefäße stehen vereinzelt oder in kleinen Gruppen). Steinzellen (mechanische verholzte Elemente der Blütensproßnarben) vereinzelt.

β) Oxalatdrusen. Stärke reichlich, verkleistert und unverkleistert. Mit Chloraljod, Jodjodkalium und Chlorzinkjod intensiv schwarzviolette Färbung: **Tubera Jalapae pulv.**

Verhältnismäßig wenig brauner bis schwarzbrauner dünnwandiger Kork. Hauptsächlich dünnwandiges, getüpfeltes, stärkehaltiges Parenchymgewebe mit Oxalatzellen (Drusen von 0,03—0,035 mm) und sehr zahlreichen, großen, rundlichen Sekretbehältern mit verkorkter dünner Membran und harzigem Inhalt. Die unverkleisterten einfachen Stärkekörner sind kugelig bis eiförmig, die Großkörner durchschnittlich 0,025—0,040 mm, die Kleinkörner durchschnittlich 0,008—0,015 mm groß, exzentrisch geschichtet, häufig mit kleinstrahliger Kernhöhle, eine Schichtung fast immer deutlich; bei den unverkleisterten zusammengesetzten Körnern die Großkörner meist 0,04—0,06, die Kleinkörner durchschnittlich 0,02 mm groß, meist eiförmige Zwillingskörner mit nicht selten etwas gebogener Verbindungslinie, weniger reichlich drei- und vierfach zusammengesetzte Körner. Kalkoxalatdrusen, freiliegend und in Fetzen parenchymatischen Gewebes, häufig zu mehreren in einer Zelle. Gefäß- und Tracheidenstücke. Vereinzelt gelbe Harzzellen, Harzklumpen und Harztropfen. Steinzellen aus der Außenseite der Knollen (vereinzelt).

γ) Oxalatraphiden (bei Radix Ipecacuanhae nicht sehr leicht auffindbar). Reichlich zusammengesetzte Stärke. Mit Chloraljod, Jodjodkalium und Chlorzinkjod intensiv schwarzviolette Färbung.

*) Steinzellen. Metaderm an Stelle des Korkes. Mit Eisenchloridalkohol keine Färbung: **Rhizoma Veratri pulv.**

Reichlich stärkehaltiges, grobgetüpfeltes Parenchymgewebe der Rhizomrinde und des Gefäßbündelzylinders bzw. dünnwandiges stärkereiches Parenchym der Wurzelrinde, die Stärke kleinkörnig, einfach oder aus 2—4 ungleichen Körnern zusammengesetzt, 0,002—0,025, meist 0,004—0,016 mm groß. Bastfaserfragmente aus der Mitte des Gefäßbündelzylinders der Wurzel; spiral- und spaltenförmig verdickte Gefäßstücke. Hufeisenförmig verdickte Endodermiszellen. Zellen mit in Schleim eingelagerten Raphidenbündeln bzw. herausgerissene Bündel und einzelne Nadeln. Epidermisfragmente der Wurzeln. Setzt man einem Wasserpräparat des Pulvers einen Tropfen konz. Schwefelsäure zu, färben sich alle nicht bereits am lebenden Rhizom abgestorbenen Zellen hell- bis grasgrün.

**) Keine Steinzellen (evtl. Steinzellen aus mitvermahlenen Rhizom- und Stengelstücken). Kork. Mit Eisenchloridalkohol grüne bis dunkelgrüne Färbung:

Radix Ipecacuanhae pulv.

Fetzen dünnwandigen Korkgewebes mit braunem Inhalt. Reichlich Parenchymgewebe der Rinde, die Zellen mit grob- und unregelmäßig getüpfelten Wänden und gefüllt mit meist zusammengesetzter Stärke, vereinzelt Zellen mit Bündel nadelförmiger Kalkoxalatkrystalle (die Raphidenbündel 0,020—0,040 mm lang, im Pulver schwierig auffindbar); die Stärkekörner klein, teils einfach, doch meist (bis 7) zusammengesetzt, ein Teilkorn nicht selten größer als die anderen, die Größe der einfachen Körner oder der Teilkörner der zusammengesetzten meist 0,0065 bis 0,020, die Größe der zusammengesetzten Körner meist 0,012—0,018, selbst bis 0,022 mm (Deutsches Arzneibuch V nennt als Höchstdurchmesser 0,014 mm; diese Angabe ist unrichtig, es kommen Körner ausnahmsweise bis zu 0,024 mm vor). Fragmente von kurzen, stumpf oder spitz endenden, schräg getüpfelten, stärkehaltigen Ersatzfasern; Bruchstücke enger, gefäßartiger Tracheiden mit kreisrunden Verbindungslöchern; Stücke echter Tracheiden; Holzparenchym; seltener echte Holzfasern. Keine Steinzellen (in käuflichem Pulver sind solche oft anzutreffen, entstammen dem mitvermahlenen Rhizom bzw. den Stengeln). Nach Ph. Austr. und Ph. Helv. wie nach Vorschrift der Ph. Intern. keine Holzelemente oder doch nur sehr vereinzelt.

b) O x a l a t s a n d. Stärke reichlich, einfach und zusammengesetzt. Mit Chloraljod, Jodjodkalium und Chlorzinkjod intensiv schwarzviolette Färbung: **Radix Belladonnae pulv.**

Korkelemente. Hauptsächlich dünnwandiges, stärkehaltiges Parenchymgewebe, in diesem eingestreut Zellen mit Oxalatsand; die Stärkekörner bis 0,03 mm groß, meist rundlich oder einseitig abgeplattet, einfach oder zu 2—3 zusammengesetzt. Reichlich freiliegende Stärke; freiliegender Oxalatsand (Polarisationsapparat). Gefäßbruchstücke (Treppen- und Tüpfelgefäße). Keine oder nur sehr wenige Sklerenchymfasern, keine Steinzellen. Verholzte Wurzeln sind nicht zulässig.

c) **Kein Calciumoxalat. Reichlich Stärke. Mit Jodjodkalium und Chloraljod intensiv schwarzviolette Färbung (siehe auch Radix Ipecacuanhae pulv., weil bei dieser Wurzel die Nadeln. der Raphidenbündel im Pulver schwierig auffindbar sind).**

α) **Steinzellen. Metaderm an Stelle des Korkes.**

Tubera Aconiti pulv.

Vereinzelt Epidermisfragmente, die Zellen teilweise zu Wurzelhaaren ausgewachsen (aus den unteren Teilen der Knolle); Metadermstücke. Sehr reichlich Fetzen stärkehaltigen getüpfelten Parenchymgewebes, die Stärkekörner einzeln, rundlich, bis 0,018 mm, meist 0,008—0,015 mm groß oder zu 2—5 zusammengesetzt. Gestreckte, oft quadratische, gleichmäßig verdickte, deutlich getüpfelte Steinzellen. Gefäßfragmente.

a) **Keine Steinzellen.**

*) **Die Stärke groß, meist verkleistert und gelb gefärbt, einzelne Körner unverkleistert und farblos (Zingiberaceen-Stärketypus). Mit Eisenchloridalkohol dunkelbraune, mit Kalilauge und Eau de Javelle rotbraune, mit Schwefelsäure (das Pulver vorher mit einem Tropfen Wasser oder Alkohol anzufeuchten) rote Färbung:**

Rhizoma Curcumae pulv.

Gelbes Pulver. Spärlich Stücke dünnwandigen Korkes bzw. Epidermisgewebe. Reichlich Parenchymgewebefetzen mit gelbgefärbter verkleisterter, seltener unverkleisterter Stärke, letztere in farblosen, einfachen, scheibenförmigen, sackförmigen, konzentrisch geschichteten Körnern; feinkörniger gelber Farbstoff. Sekretzellen mit verkorkten Wandungen und gelben Öltropfen als Inhalt. Reichlich freiliegende verkleisterte Stärkeballen; vereinzelt Gefäßbruchstücke; Harzklumpen. Keine Sklerenchymfasern (Unterschied von Rhizoma Zingiberis und Rhizoma Galangae).

) **Die Stärke klein, rund, einzeln. Sekretgänge. Mit Eisenchloridalkohol, Kalilauge, Eau de Javelle und Schwefelsäure keine charakteristische Färbung.

Radix Angelicae pulv.

Ähnlich Radix Pimpinellae. Dunkelgrau-braune, dünnwandige Korkfragmente; reichlich Stücke lockeren stärkereichen Parenchymgewebes, die Stärke sehr klein, meist zu mehreren zusammenhängend. Bruchstücke rundovaler, bisweilen 0,2 mm weiter, innen von einem zarten Epithel ausgekleideter intercellularer Sekret-

gänge; Stücke von verhältnismäßig dickwandigen, spiralig ge-
streiften, unverholzten Ersatzfasern; Gefäßbruchstücke (die
Gefäße englumiger als die Sekretgänge, 0,060—0,070 mm breit).
Gelbbräunliche bis gelbrötliche Harzklumpen. Es ist schwierig,
Angelikawurzelpulver von anderen ähnlichen Umbelliferenwurzeln
zu unterscheiden, Radix Pimpinellae besitzt Sklerenchymfasern.

***) Die Stärke klein, rund, einfach und zusammengesetzt.
Keine Sekretgänge; eventuell Steinzellen. Mit Eisenchloridalkohol, Kalilauge, Eau de Javelle und Schwefelsäure keine charakteristische Färbung.

Rhizoma Valerianae pulv.

Stücke von Korkgewebe (Rhizom) bzw. Epidermis mit papillösen
Haaren (Wurzel). Fetzen stärkereichen parenchymatischen Gewebes, die Stärkekörner einfach und rundlich oder bis 4 zusammengesetzt, bis 0,02, meist 0,008—0,012 mm groß, der Kern
deutlich; dünnwandiges, verkorktes, stärkefreies Hypodermgewebe, die Zellen mit Öltropfen oder zuweilen auch mit kleinen,
farblosen prismatischen Krystallen (dem wirksamen Prinzip).
Gefäßfragmente mit quergestellten, spaltenförmigen Tüpfeln
und kreisförmig durchbrochenen Zwischenwänden; Steinzellen
(nur aus dem Marke des Rhizoms). Bei nur gepulverten Wurzeln
keine Sklerenchymfasern.

X. Elemente des Holzkörpers bzw. Gefäßbündel-zylinders (weite Gefäße = Tracheen, evtl. auch Tracheiden), teilweise auch Rindenelemente, doch weder Epidermis noch Kork. = Geschälte Wurzeln bzw. Rhizome oder Knollen, Hölzer.

A. **Reichlich Stärke.** Mit Chloraljod, Jodjodkalium und Chlorzinkjod
blauschwarze bis schwarzviolette Färbung.

1. **Sklerenchymfasern.**

 a) Stärke exzentrisch geschichtet:

Rhizoma Zingiberis mund. pulv. (siehe S. 15).

 b) Stärke ohne Schichtung.

  a) Oxalat-Einzelkrystalle. Holz- und Rindenelemente. Mit
Eisenchloridalkohol braune, mit Kalilauge und Eau de
Javelle orangegelbe Färbung:

Radix Liquiritiae mund. pulv.

Gelblichweißes Pulver. Fragmente des stärkereichen Parenchymgewebes aus Rinde und Holz, die Stärkekörner meist rund oder
rundlich-eckig, auch ei- oder stäbchenförmig, meist einzeln, nur
selten zu 2 oder 3 zusammengesetzt, die kleineren meist 0,0015
bis 0,007, die größeren 0,009—0,020, selten bis 0,030 mm groß.
Sehr reichlich Bruchstücke der schmalen, sehr stark verdickten,
deutlich geschichteten Sklerenchymfasern der Rinde und des

Holzes, von Krystallkammerfasern mit Einzelkrystallen von 0,015—0,02 mm Länge begleitet; Einzelkrystalle und Krystallsplitter, nur selten Drusen (letztere aus dem Rindenparenchym). Gefäßfragmente mit citronengelber, spaltenförmig bis netzförmig verdickter oder behöft-getüpfelter Membran, Durchmesser 0,025 bis 0,170 mm; Fetzen oblit. Siebröhrenbündel (Hornprosenchym). Entsprechende Anwesenheit von Kork läßt auf spanisches Süßholz schließen.

β) Oxalatdrusen. Holz- und Rindenelemente. Schleimzellen. Sklerenchymfasern (aus der Rinde) unverholzt. Mit Kalilauge citronengelb: **Radix Althaeae mund. pulv.**

Vorherrschend Stücke dünnwandigen, dicht mit Stärke gefüllten Parenchymgewebes, die Stärkekörner einzeln, kugelig, ei-, nieren- oder keulenförmig, hier und da mit kleinen lappigen Ausbuchtungen, meist mit exzentrischem Kern oder Längsspalte, 0,003 bis 0,027 mm groß, selten zusammengesetzt. Kreisrunde bis elliptische Schleimzellen bzw. herausgefallene Schleimballen und deren Trümmer; Oxalatdrusen von ca. 0,025 mm Größe. Stücke von Sklerenchymfasern oder Faserbündeln, die Fasern meist relativ schwach verdickt, wenig oder nur die primäre Membran verholzt (aus der Rindenpartie, färben sich mit Phloroglucinsalzsäure nur schwach rosa oder gar nicht, mit Chlorzinkjod dagegen violett), zuweilen auch dickwandigere und stärker verholzte Fasern (aus der zentralen Gefäßgruppe des Holzkörpers). Verhältnismäßig nicht sehr häufig Gefäßfragmente, vereinzelt auch Tracheidenstücke.

γ) Kein Oxalat. Nur Holzelemente. Stärke nicht immer sehr reichlich, mit Chloraljod violette, weniger deutlich sichtbare Färbung: **Lignum Sassafras pulv.**

Stücke stärkehaltigen Holzparenchym- und Markstrahlgewebes, teils mit braunem, durch Eisenchlorid dunkel gefärbten Inhalt, die Stärkekörner rundlich, einzeln oder zu 2 zusammengesetzt, mit Kernspalte. Hauptsächlich Fragmente weitlumiger und dünnwandiger (Frühjahrsholz) bzw. dickwandiger (Herbstholz), teilweise stärkeführender Holzfasern, die Wände wenig und zart getüpfelt; weniger häufig Stücke breiter, oft tüllenführender Tracheen, die Wände mit rundlich-behöften, spaltenförmigen Tüpfeln. Vereinzelt Sekretbehälter mit verkorkten Wänden und gelbem Sekret (äther. Öl).

2. **Keine Sklerenchymfasern.**

α) Oxalatdrusen. Pulver gelb, mit Kalilauge und Schwefelsäure blutrot, mit Eisenchloridalkohol olivengrün. Die Färbung mit Chloraljod und Chlorzinkjod grünschwarz wegen der gelben Farbe des Pulvers:

Rhizoma Rhei mund. pulv.

Reichlich Fetzen dünnwandigen Parenchymgewebes, die Zellen mit Farbstoffen oder mit Stärke bzw. großen Oxalatdrusen erfüllt. Die sehr zahlreichen Stärkekörner einzeln und kugelig oder bis zu 5 zusammengesetzt, 0,003—0,035 mm groß, die vielen Oxalatdrusen bis 0,2 mm, meist 0,06—0,12 mm groß, im Pulver reichlich Trümmer derselben. Stücke breiter gelbwandiger Fasertracheen; Siebröhrenfragmente.

β) Oxalatprismen, meist in Splittern. Gefäßbündelzylinder- und Rindenelemente. Mit Eisenchloridalkohol grüne, auf Zusatz von Wasser schmutzigviolette Färbung:

Rhizoma Iridis mund. pulv.

Fast ausschließlich Fetzen von sehr stark stärkehaltigem, ziemlich dickwandigem, grobgetüpfeltem Parenchymgewebe mit reichlich Intercellularen; viel freie Stärke, die Körner mittelgroß, charakteristisch geformt, fast stets nur längliche, eiförmige, kegel- und keulenförmige, seltener kugelige Einzelkörner. Die Großkörner bis 0,05, meist 0,02—0,03 mm groß, mit mehr oder weniger deutlich abgeflachter Basis, Doppelkörner selten, Schichtung exzentrisch, im breiten Ende gewöhnlich eine sternförmige Kernhöhle oder eine zangenförmige Kernspalte; die Kleinkörner meist 0,008—0,015 mm. Fragmente von Ring- und Spiralgefäßen, weniger Netz- und Treppengefäßen; Trümmer von 0,02—0,03 mm breiten Säulenkrystallen, seltener bis 0,5 mm lange, erhaltene Krystalle.

γ) Wenige Oxalat-Einzelkrystalle. Gefäßbündelzylinder- und Rindenelemente. Eventuell vereinzelte Sklerenchymfasern aus den Gefäßbündeln der Rindenpartie:

Rhizoma Calami mund. (siehe S. 3).

B. Keine Stärke oder doch nur sehr vereinzelte Körner. Nur Holzelemente. Mit Chloraljod, Jodjodkalium oder Chlorzinkjod keine schwarzviolette Färbung.

a) **Pulver weißlichgelb.** Mit Eisenchloridalkohol keine charakteristische Färbung, mit Chloraljod olivengrün, mit Chlorzinkjod und Jodjodkalium erst dunkelbraun, dann braunviolett bis rötlichviolett: **Lignum Quassiae pulv.**

α) Oxalat-Einzelkrystalle und Oxalatsand:

Lignum Quassiae jamaicense pulv.

Hauptsächlich Bruchstücke der nicht besonders stark verdickten Holzfasern. Fetzen der 2—5 Zellreihen breiten Markstrahlen; Stücke von Holzparenchymgewebe, in beiden hier und da Zellen mit Kalkoxalat in Einzelkrystallen oder Krystallsand (oft Krystallkammerfasern); vereinzelte Oxalat-Einzelkrystalle. Bruchstücke großer, weiter, einzeln oder in Gruppen zusammenliegender Gefäße, die Wände mit dichtstehenden Hoftüpfeln. Stärkekörner nur sehr vereinzelt. Ist Rinde beigemengt, dann Oxalatdrusen und einzelne Steinzellen.

β) Kein Oxalat: **Lignum Quassiae surinamense pulv.**

Wie Lignum Quassiae jamaic., doch engere ein-, höchstens zwei Zellreihen breite Markstrahlen; fast keine Oxalatkrystalle. Ist Rinde beigemengt, sind Steinzellen und Oxalatdrusen aufzufinden.

b) **Pulver grün bis graugrün.** Mit Eisenchloridalkohol blaugrüne, dann schmutziggrüne, mit Kalilauge braune, mit Schwefelsäure dunkel violettrote bis purpurrote (vorher Zusatz von einem Tropfen Alkohol) Färbung. Mit Chloralhydrat (1 Tropfen) schwach erwärmt, auf Zusatz von 1 Tropfen Jodjodkaliumlösung bzw. Chlorzinkjodlösung intensiv blaue Färbung.

Lignum Guajaci pulv.

Hauptsächlich Bruchstücke sehr stark verdickter, sehr langer, hin und her gebogener und fast verflochtener Sklerenchymfasern; weniger häufig Fragmente sehr breiter, einzelnstehender, dickwandiger, kurzgliedriger Gefäße, meist von Holzparenchym umgeben (die Holzparenchymzellen weiter als die Sklerenchymfasern, vereinzelt solche mit unvollkommen ausgebildeten Oxalatkrystallen). Querschnittsstücke mit meist einreihigen Markstrahlen, diese auf Längsschnitten 3—6, meist 4 Zellen hoch. Die Gefäße meist vollständig mit hellbraunem, selten ziegelrotem Harz erfüllt.

c) **Pulver dunkelhochrot.** Mit Eisenchloridalkohol schwarzbraune bis schwarzviolette, mit Kalilauge und Chloraljod blutrote bis purpurrote Färbung: **Lignum Santali rubrum pulv.**

Hauptsächlich Bruchstücke langer, verhältnismäßig dünnwandiger, beiderseits sehr lang und dünn zugespitzter Holzfasern; Stücke sehr weiter Gefäße, die Wände dicht getüpfelt, innen durch eine starke rotbraune Harzschicht ausgekleidet. Parenchymgewebefetzen (Markstrahlgewebe und Holzparenchym) mit bis 0,015 mm großen Oxalat-Einzelkrystallen und roten Harzkörnchen. Alle Zellmembranen rot gefärbt.

XI. Nur Elemente des Holzkörpers (keine Tracheen, ausschließlich Tracheiden); keine Rindenelemente, kein Kork. Keine Stärke = Koniferenhölzer.

A. Die Markstrahlen typisch einschichtig, nur aus Parenchymgewebe. Harzgänge fehlen.

a) Tracheiden groß, bis 0,040 mm breit: **Lignum Abietis pulv.**

Die Wände der Markstrahlzellen derb, deutlich und reichlich getüpfelt, in einzelnen Markstrahlzellen zuweilen Calciumoxalatkrystalle oder auch gelblicher bis rotbrauner Inhalt. Die Hoftüpfel der Holzstrang-Tracheiden einander nicht berührend, gegen jede angrenzende Markstrahlzelle die Holzstrangtracheiden mit je einem bis mehreren rundlichen Wandtüpfeln, im Spätholze deutlich als Hoftüpfel ausgebildet.

b) Tracheiden klein, bis 0,026 mm breit.

α) Markstrahlen farblos: **Lignum Juniperi communis pulv.**

Hauptsächlich lange, faserförmige, spitz endende, rundlichbehöft-getüpfelte, sehr dickwandige und englumige (Herbstholz) oder dünnwandige und weitlumige (Frühjahrsholz), bis 0,026 mm breite Tracheiden. Zwischen Holzstrangtracheiden und benachbarten Markstrahlzellen meist je 1—4 deutlich behöfte Tüpfel. Parenchymgewebe sehr spärlich; Fetzen einreihiger Markstrahlen aus etwas längergestreckten, einfach getüpfelten Zellen.

β) Markstrahlen mit blutrotem Harz:

Lignum Juniperi virgin. pulv.

(das sog. Cedernholz des Handels).

Der anatomische Bau wie bei J. communis, doch sind die Tüpfel der Holzstrangtracheiden gegen die angrenzenden Markstrahlen durchschnittlich kleiner. Im Kernholze alle Zellen rötlichgelb, der teilweise harzige Inhalt der Markstrahlzellen rot bis bläulichrot, der Inhalt der Strangparenchymzellen gelbrot bis purpurrot.

B. In sämtlichen Markstrahlen neben Parenchymgewebe Quertracheiden. Harzgänge vorhanden.

a) Zwischen den Parenchymzellen der Markstrahlen und den angrenzenden Tracheiden der Holzstränge meist nur ein sehr ansehnlicher, den größeren Teil der gemeinsamen Scheidewand einnehmender Tüpfel. Die Quertracheiden mit gänzlich unregelmäßigen grobzackigen Verdickungen:

Lignum Pini silvestris pulv.

Die Harzgänge von zahlreichen dünnwandigen Zellen umgeben; die Markstrahlen ein- und mehrschichtig; das Markstrahlenparenchym des Kernholzes mehr oder weniger harzerfüllt.

b) Die Tüpfel zwischen den Parenchymzellen der Markstrahlen und den angrenzenden Tracheiden der Holzstränge klein. Die Quertracheiden mit behöften Tüpfeln:

Lignum Piceae excelsae pulv.

Die Harzgänge von vorwiegend derb- bis dickwandigen Zellen umgeben; die Markstrahlen meist ein-, zuweilen auch zweischichtig, die Parenchymzellen der Markstrahlen ringsum einfach getüpfelt.

XII. Rindenelemente (Kork, Bastfasern, Steinzellen); keine Gefäße = ungeschälte Rinden.

A. Bastfasern und Steinzellen.

a) Oxalatdrusen und Einzelkrystalle.

α) Reichlich Stärke, mit Chloraljod, Jodjodkalium bzw. Chlorzinkjod blauschwarze bis schwarzviolette Färbung.

*) Milchsaftschläuche. Mit Kalilauge und Eau de Javelle keine Rotfärbung: **Cortex Condurango pulv.**

Fetzen gelblichen bis tiefgelbbraunen, nicht verdickten Korkgewebes; Fragmente des Phelloderms bzw. Kollenchyms mit Einzelkrystallen; Rindenparenchymgewebe mit Stärke und

Oxalatdrusen führenden Zellen. Zahlreiche gelbliche, stark verdickte, reich poröse Steinzellen, einzeln oder in Komplexen. Stücke langer, stark verdickter, nicht oder nur wenig verholzter Bastfasern (nicht sehr häufig); Milchröhrenstücke (ungegliedert). Reichlich freie Oxalatkrystalle und freie Stärkekörner, letztere einfach oder zusammengesetzt, bis 0,015 mm groß.

****)** Keine Milchröhren. Mit Kalilauge rote, mit Eau de Javelle braunrote Färbung:

Cortex Rhamni Purshianae pulv.

Wie Cortex Frangulae (siehe S. 27), doch reichlich unregelmäßig gestaltete Steinzellen, meist in Nestern, von Krystallkammerfasern begleitet; die Markstrahlen · bis vierreihig.

β) Keine Stärke. Mit Eisenchloridalkohol dunkelbraune bis blauschwarze, mit Chloraljod dunkelbraune, nicht schwarzviolette Färbung: **Cortex Quercus pulv.**

Vereinzelt Stücke dünnwandigen, gelblichbraunen Korkgewebes. Reichlich kleinzelliges Rindenparenchym, zahlreiche Zellen mit Kalkoxalatdrusen oder Einzelkrystallen; Fetzen kollenchymatischen Gewebes der Rinde. Bruchstücke von sehr stark verdickten Bastfasern bzw. von Bastfaserbündeln mit Krystallkammerfaserbelag (Einzelkrystalle); sehr dickwandige Steinzellen bzw. Steinzellennester. Viele freiliegende Einzelkrystalle und Drusen von Kalkoxalat. Markstrahlgewebe (meist einreihig) und Parenchymgewebe der Rindenstrahlen, letzteres mit undeutlich wahrnehmbaren Siebröhrenstücken.

b) Oxalatnädelchen. Reichlich Stärke. Mit Chloraljod grünschwarze bis violettschwarze, mit Eisenchloridalkohol olivengrüne bis schwarzgrüne, mit Schwefelsäure (vorher mit 1 Tropfen Alkohol anzureiben) und Vanillinsalzsäure braunrote bis rote Färbung: **Cortex Cinnamomi chinensis pulv.**

Hauptsächlich gelbliches bis gelbbraunes Parenchymgewebe mit reichlich einfachen, bis 0,02 mm, meist 0,007 mm großen Stärkekörnern bzw. die Körner zu 2—4 zusammengesetzt, dann meist bis 0,03 mm groß, mit deutlichem Kern oder Kernhöhle. Seltener gelbbraune bis rotbraune Korkfetzen, die Zellen auf dem Querschnitt nach innen stärker (U-förmig) verdickt (Steinkork), daneben dünnwandiger Kork, die Epidermis noch zu erkennen. Reichlich 0,6 mm lange, 0,015—0,044 mm dicke, meist farblose, stark verdickte, deutlich geschichtete Bastfasern bzw. Stücke derselben; zahlreiche charakteristische Steinzellen, auf dem Querschnitt einseitig (hufeisenförmig), von der Fläche gesehen allseitig verdickt. Schleimzellen, meist zerrissen (mit Tusche nachweisbar); Sekretzellen mit verharztem Öl. Die ca. 0,005 mm großen Oxalatnädelchen in den Markstrahlzellen lassen sich im feinen Pulver am besten mit Hilfe des Polarisationsapparates nachweisen.

B. Bastfasern; keine Steinzellen. Stärke. Mit Chloraljod mehr oder weniger deutliche dunkelbraune bis violettschwarze Färbung.

a) Bastfasern fast ungetüpfelt, schmal. Zahlreiche Oxalatdrusen und Einzelkrystalle. Milchsaftschläuche. Mit Eisenchloridalkohol blaugrün: **Cortex Cascarillae pulv.**

> Kork- bzw. Borkenfragmente aus tafelförmigen Zellen mit stark verdickten Außenwänden und dünnen, mit zahlreichen kleinen Einzelkrystallen aus Kalkoxylat inkrustierten Innenwänden. Fetzen des Phelloderm und Parenchym der primären Rinde aus dünnwandigen, stärkeführenden Zellen, verkorkten Sekretzellen, Zellen mit Einzelkrystallen oder Drusen von Kalkoxalat und Zellen, welche mit einer orange- bis rotbraunen, mit Eisenchlorid sich tiefblau färbenden Masse erfüllt sind. Markstrahlengewebe mit Oxalat in Drusen oder Einzelkrystallen. Vereinzelte Sekretzellen; braune Harzklumpen; Farbstoffzellen; zahlreiche freiliegende Oxalatdrusen und Einzelkrystalle; Stärkekörner; Bruchstücke der braunen ungegliederten Milchsaftschläuche. Sklerenchymfaserstücke, die Fasern deutlich geschichtet, bis 0,026 mm dick.

b) Bastfasern stark getüpfelt.

α) Oxalatsand. Milchsaftschläuche (selten erhalten). Mit Eisenchloridalkohol tiefbraun, nicht blaugrün bis dunkelgrün:

Cortex Chinae pulv.

> Dünnwandiges, mit einer rotbraunen Masse erfülltes Korkgewebe (nicht sehr häufig). Fetzen von rotbraunem Parenchymgewebe, die Zellen teilweise mit Stärke erfüllt, die Körner einfach, meist 0,006—0,01 mm, selten bis 0,015 mm groß, seltener zu 2—4 zusammengesetzt. Fragmente weiter Milchsaftschläuche (selten erhalten); Stücke von Siebröhren. Charakteristische, stark verdickte, deutlich geschichtete, hellgelbe, seidenglänzende, mit Tüpfelkanälen versehene Bastfasern, je nach der Feinheit des Pulvers ganz oder in Stücken, 0,5—1,35 mm lang, bis 0,09, meist 0,05—0,07 mm dick. Krystallsandzellen und freiliegender feiner Krystallsand (Cryptokrystalle), letzterer am besten mit Hilfe des Polarisationsapparates nachweisbar.

β) Oxalatdrusen und Einzelkrystalle. Keine Milchsaftschläuche. Wenig Stärke. Mit Eisenchloridalkohol tiefbraun, nicht grün oder blau, durch Kalilauge, Eau de Javelle und Schwefelsäure intensiv rot: **Cortex Frangulae pulv.**

> Stücke des vielschichtigen dünnwandigen Korkes, mit rotem Inhalt. Parenchymgewebefetzen mit Stärke bzw. bis 0,02 mm großen Oxalatdrusen; Markstrahlgewebe. Stücke von Bündeln mehr oder weniger verholzter Bastfasern, von Krystallkammerfasern mit bis 0,02 mm großen Einzelkrystallen bekleidet. Reichlich freie Drusen und Einzelkrystalle. Keine Steinzellen zum Unterschied von Cortex Rhamni Purshianae.

C. Keine Bastfasern; Steinzellen. Stärke. Mit Chloraljod grauschwarz bis violettschwarz, mit Eisenchloridalkohol intensiv blaugrün bis blau, mit Kalilauge und Salpetersäure rotbraun:

Cortex Granati pulv.

Grünlichgelbe, seltener gelbbräunliche Korkstücke, die Zellen im Querschnitt auf der Innenseite (U-förmig) verdickt, porös, verholzt (mit Phloroglucinsalzsäure Rotfärbung). Stücke kollenchymatisch verdickten, stärkehaltigen Phelloderms, einzelne Zellen mit Einzelkrystallen. Parenchymgewebefetzen mit abwechselnden Reihen krystall- (Drusen) und stärkeführender Zellen (charakteristisch!), die Stärkekörner rundlich, einzeln, 0,002—0,01 mm groß, selten zusammengesetzt. Vereinzelt auffallend große (0,02—0,2 mm), stark verdickte Steinzellen mit deutlich geschichteten, reich porösen Wänden. Gewebefetzen der einreihigen Markstrahlen, die Zellen mit Stärke erfüllt. Sehr viele freiliegende Oxalatkrystalle, hauptsächlich Drusen (etwa 0,015 mm groß) und deren Trümmer.

XIII. Rindenelemente (Bastfasern, Steinzellen, doch kein Kork); keine Gefäße = geschälte Rinden.

a) **Stärke.** Mit Chloraljod, Jodjodkalium bzw. Chlorzinkjod mehr oder weniger braunschwarze bis violettschwarze Färbung.

α) Oxalatnädelchen. Reichlich Stärke. Mit Eisenchloridalkohol olivengrün bis schwarzgrün, mit Schwefelsäure (vorher mit 1 Tropfen Alkohol befeuchten) und Vanillinsalzsäure braunrot bis rot: **Cortex Cinnamomi zeylan. mund. pulv.**

Wie bei Cortex Cinnamomi chinensis, doch kein Kork und nur Spuren von Parenchym der Mittelrinde. Zahlreichere große, stark geschichtete, meist allseitig verdickte, weit- und englumige, stärkeführende Steinzellen; Stärkekörner kleiner als bei C. chinensis, 0,003—0,007 mm, selten bis 0,015 mm groß, ein Kernpunkt zumeist deutlich. Kalkoxalat im Markstrahlgewebe in Nadeln, niemals in Drusen. Bastfasern zahlreich, einzeln oder zu 2—4 beieinander, meist bis 0,02 mm, kaum über 0,03 mm breit und etwa 0,45—0,7 mm lang.

β) Große Oxalatprismen. Wenig Stärke. Mit Eisenchloridalkohol olivgrün, mit Schwefelsäure keine charakteristische Färbung: **Cortex Quillayae mund. pulv.**

Fetzen von Bastparenchym mit Krystallzellen (prismatische, schwalbenschwanzförmige, 0,04—0,2 mm lange Krystalle); Markstrahlgewebe, krystallfrei, die Zellen hie und da zu dünnwandigen großporigen Steinzellen sklerotisiert; dünnwandiges Siebröhrengewebe, die Siebplatten einfach, horizontal oder schwach geneigt, grob gegittert. Stücke kurzer, charakteristischer, eigentümlich gekrümmter, ausgebuchteter, knorriger, sehr stark verdickter Bastfasern. Sehr viel freie Krystallprismen und deren Bruchstücke; nicht sehr reichlich Stärkekörner, einzeln, seltener zu dreien zusammengesetzt.

b) **Keine Stärke** oder nur in Spuren. Oxalat-Einzelkrystalle. Keine Farbenreaktion mit Eisenchloridalkohol, Schwefelsäure, Chloraljod usw.: **Cortex Simarubae mund. pulv.**

> Fetzen des Parenchymgewebes der Rinde mit eingestreuten einzelnen größeren mit braunem Harz erfüllten Zellen. Einzeln und in Strängen sehr große, bis 0,7, selbst bis 1,1 mm lange und bis 0,3 mm breite Steinzellen, verschieden stark verdickt, oft sehr unregelmäßig gestaltet, sehr häufig stark tangential gestreckt und sehr deutlich geschichtet; einzelne Zellen mit großen polyedrischen Krystallen. Bündel weitlumiger, schmaler, langgestreckter Bastfasern mit dünnen, zart geschichteten, auf dem Querschnitt oft wellig verbogenen Wänden. Im Gewebe der verbreiterten Markstrahlen und im Parenchym der Rindenstrahlen häufig rhombische Einzelkrystalle von Kalkoxalat, die auf Längsschnitten als Krystallkammerfasern erscheinen.

XIV. Elemente der Frucht- und Samenschale bzw. nur der Samenschale. Nährgewebe, Gewebe des Embryos (letztere beide nicht immer vorhanden). Keine weiten Gefäße bzw. Holzelemente (nur Spiraltracheen aus der Samenschale oder dem Gewebe der Keimblätter), keine Rindenelemente, kein Kork, kein chlorophyllhaltiges Blattgewebe. Aleuronkörner lassen stets auf Samenpulver schließen. [Getreidemehle und Leguminosenmehle (siehe S. 9) sind an der Stärkeform erkenntlich.]

A. **Mit Stärke.** Mit Chloraljod bzw. Jodjodkalium mehr oder weniger intensive blauschwarze Färbung.

  a) Einzelkrystalle.

    α) Steinzellen.

      1. Oxalat-Einzelkrystalle in den Steinzellen:

Fructus Juniperi pulv. gross.

> Ein grobes Pulver, durch Harz verklebte Massen. Charakteristisch die großen, hellgelben, dickwandigen, stark getüpfelten Steinzellen der Samenschale mit Kalkoxalat-Einzelkrystallen. Reichlich Fetzen des lockeren, dünnwandigen Fruchtfleisches mit großen, gelben, leeren, glatten oder getüpfelten Steinzellen und rundlich-ovalen schizogenen Sekretbehältern. Stücke der farbstofführenden Fruchtepidermis aus polygonalen Zellen, an den Nähten der verwachsenen Deckschuppen zu fest ineinander greifenden Papillen ausgewachsen. Vereinzelt Stücke zarter Gefäßbündel; Fetzen des Endosperms und des Embryos mit Fett und Aleuron. Keine Haarbildungen.

      2. Charakteristische Kieselkörper in den Steinzellen (Palisadenschicht der Samenschale). Krystalle von Kalkoxalat

im Perispermgewebe. Mit Chloraljod tiefblauschwarze
Färbung: **Fructus (Semen) Cardamomi pulv.**

Reichlich Stücke des dünnwandigen großzelligen Perisperm-
gewebes mit sehr kleinen, einzelnen, rundlichen oder polyedrischen, zentrischen Stärkekörner oder mit Stärkeballen (der
Inhalt einer ganzen Zelle); im Innern der stärkeführenden Zellen
ein rundlicher, einen oder mehrere 0,01—0,025 mm große Oxalatkrystalle führender Hohlraum. Stücke der gelblichbräunlichen,
langgestreckten und faserförmigen, derbwandigen Epidermiszellen; sehr dickwandige, nicht allseitig verdickte, gelblichbraune
bis dunkelrötlichbraune, 0,012—0,024 mm Durchmesser auf-
weisende Steinzellen der innersten Samenschale mit Kieselkörpern,
auf dem Querschnitt palisadenartig nebeneinander angeordnet,
auf dem Flächenschnitt ohne Zwischenräume dicht aneinander
gelagert und je nach der Tiefe der Einstellung mit mehr oder
weniger engem Lumen. Stücke der sog. Ölzellenschicht aus
0,03—0,06 mm breiten, 0,06—0,18 mm langen, dünnwandigen
Zellen mit Öltropfen. Vereinzelt Stücke des Fett- und Aleuron-,
aber keine Stärke führenden Endosperms. Keine Haarbildungen.
Bei mitvermahlener Fruchtwand farbloses, ziemlich großzelliges,
dünnwandiges Parenchymgewebe (vielfach mit Oxalatkrystallen)
mit kleinen Sekretzellen mit gelbem oder gelbbraunem harzig-
öligem Inhalt; sehr vereinzelt Gefäßbündelfragmente.

β) Keine Steinzellen. Charakteristisches Ruminationsgewebe
(Perisperm): **Semen Myristicae pulv.**

Ein rötlichbraunes, etwas grauweißes oder gelbliches Pulver.
Hauptsächlich helle Fragmente des dünnwandigen, farblosen
Endospermgewebes mit Stärkekörnern (0,003—0,015 mm groß,
einfach und zusammengesetzt, mit Spalt oder rundlicher Kernhöhle) und Aleuronkörnern (der Eiweißkrystall oft groß entwickelt) im öligen Plasma (das Fett teilweise krystallinisch aus-
geschieden). Ferner braune Fragmente des dünnwandigen, verholzten Hüllperisperms, die Zellen mit rotbraunem Inhalt und
mit Einzelkrystallen aus kohlensaurem Kalk usw., hier keine
Sekretbehälter; Stücke des von Gefäßbündeln durchzogenen
Gewebes der Perispermstränge aus großen, ätherisches Öl führenden Zellen, dazwischen kleinere Parenchymzellen; Stücke mit
aneinanderhängendem Endosperm- und Ruminationsgewebe.
Freie Stärke; Pigmentstückchen; Gefäßbündelfetzen usw.

b) Oxalatdrusen. Steinzellen verschiedener Form und Verdickung. Mit Eisenchloridalkohol blaugrün bis dunkelolivengrün:
Fructus Pimentae pulv.

Reichlich großzelliges, stärkehaltiges, braunwandiges Parenchymgewebe des Fruchtfleisches mit großen, einzeln oder in Gruppen
zusammenliegenden, sehr verschieden gestalteten und verschieden
verdickten Steinzellen, ferner mit Zellen mit Kalkoxalatdrusen
von etwa 0,01 mm Größe. Epidermisfragmente, sehr kleinzellig,
mit Spaltöffnungen, zuweilen die Zellen zu kurzen, einzelligen,
stark verdickten Haaren ausgewachsen. Große, kugelige oder

eiförmige schizogene Ölräume aus dem Mesokarp. Die Stärke einfach und zusammengesetzt, bis 0,012 mm groß. Stücke von Gefäßbündeln mit Spiralgefäßen. Rötliche und gelbliche Pigmentklumpen; freiliegende Haare (sehr vereinzelt). Frucht- und Samenschale enthalten viel eisenbläuenden Gerbstoff.

c) Kein Oxalat.

α) *Steinzellen.*

1. Palisadensklereiden der Epidermis. Sehr wenig Stärke, mit Chloraljod gelbbraune Färbung. Endospermschleim. Mit Eisenchloridalkohol dunkelgraugrün:

Semen Foenugraeci pulv.

Ein hellrötlichgelbes grobes Pulver. Bruchstücke des Kotyledonargewebes aus sehr dünnwandigen, polyedrischen, rundlich-eckigen Zellen, mit Stärke (nicht sehr reichlich) und Aleuron im öligen Plasma; Fetzen des großzelligen, in Wasser stark aufquellenden Endospermgewebes, die Wände größtenteils aus verschleimenden Lamellen; Fragmente der Samenschale mit ungleich verdickten, in radialer Richtung gestreckten Palisadensklereiden der Epidermis (charakteristische Lichtlinie) und darunterliegenden glockenförmigen, von der Fläche gesehen ringförmigen Trägerzellen mit charakteristischer Längsstreifung der Wände und großen Intercellularen.

2. Steinzellen des Endokarps, von der Fläche gesehen stark wellig-buchtig. Reichlich Stärke, Chloraljod färbt tief blauschwarz: **Fructus Lauri pulv. gross.**

Ein grobes Pulver. Hauptsächlich Stücke des dünnwandigen Kotyledonargewebes mit kugeligen, eiförmigen, einfachen oder zusammengesetzten Stärkekörnern und fettem Öl. Fetzen der Epidermis der Fruchtwand mit braunem öligkörnigem Inhalt und stark verdickter Außenwand; reichlich Fragmente des Endokarps aus charakteristischen, stark verdickten, in der Flächenansicht stark wellig-buchtigen gelbwandigen Zellen. Stücke kleiner, spiralig-ringförmiger, selten netzförmig verdickter Gefäße. Reichlich freiligende Stärke, auch verkleisterte. Sekretzellen (äther. Öl).

3. Gekrösezellen der Samenschale; Steinzellen des Endokarps. Mit Schwefelsäure unter dem Mikroskop die Öltropfen indigblau bis graublau, später fast schwárz. Stärke nur in sehr geringen Mengen, mit Chloraljod nur dunkelbraune Färbung: **Fructus Capsici pulv.**

Ein gelbrotes, nicht intensiv rotes Pulver. Polygonale, derbwandige Zellen der Epidermis der Fruchtwand; Kollenchymgewebe der subepidermalen Schichten der Fruchtwand mit roten Öltropfen; dünnwandiges Gewebe der inneren Partie der Fruchtwand mit Gefäßbündeln und Riesenzellen; sklerenchymatisch verdickte, dicht getüpfelte, verholzte Zellen des Endokarps (unterhalb der Riesenzellen), die Zellen von der Fläche gesehen polygonal oder buchtig mit perlschnurartiger Verdickung, in Gruppen zusammenliegend, die Gruppen seitlich von Parenchymgewebe begrenzt. Reichlich charakteristische, gelbe, stark verdickte und deutlich geschichtete Gekrösezellen der Samenschale. Farbloses Gewebe des Endosperms mit Aleuron und fettem Öl. Parenchymatisches Gewebe aus den Placenten mit Luftlücken und Gefäßsträngen. Stärkekörner aus nicht ganz reifen Früchten.

4. Die Epidermiszellen geradwandig mit zapfenartigen Verdickungen: **Semen Arachidis pulv. gross.**

Stücke der Samenschale mit den charakteristischen Epidermiszellen, diese 0,015—0,025 mm hoch, 0,015—0,050 mm breit, das Lumen auf dem Querschnitt viereckig, die Innenwand und der unterste Teil der Seitenwände unverdickt, die Außen- und Seitenwände stark zapfenartig verdickt. Von der Fläche gesehen sind diese Oberhautzellen ziemlich scharfkantig-polygonal und allseitig kammzähneartig verdickt, die in das Innere vorspringenden Leisten geben den Zellen ein eigenartiges charakteristisches Aussehen. Stücke des dünnwandigen Schwammparenchymgewebes unter der Epidermis der Samenschale mit Gefäßbündeln; Stücke der verquellenden Hyalinschicht des Nucellarrestes. Reichlich Stücke des großzelligen, stark getüpfelten, an Intercellularen reichen Parenchymgewebes der Kotyledonen, mit Stärke, Aleuron und Öltropfen als Inhalt.

5. Mit Schwefelsäure rote bzw. braunrote Färbung, mit Chloraljod, Jodjodkalium oder Chlorzinkjod violettschwarz.

$\alpha\alpha$) Mit Schwefelsäure braunrot. Steinzellen klein, zum Teil (auf dem Querschnitt) U-förmig verdickt:

Piper album et nigrum pulv.

Parenchymgewebe aus der mittleren Partie der Fruchtwand. Ölzellen bzw. Fetzen der Ölzellenschicht. Sehr reichlich mit Stärke erfülltes Perispermgewebe; ebenso reichlich isolierte, sehr kleine Stärkekörner und Klumpen derselben. Querschnittsbilder der braunen Zellen der äußeren Epidermis mit oft anhaftenden gelben Steinzellen (allseitig verdickt) mit rotbraunem Inhalt; Flächenbilder der äußeren Epidermis mit darunterliegenden Gruppen von allseitig gleichmäßig verdickten Steinzellen mit rotbraunem Inhalt. Querschnittsbilder fast quadratischer, nach innen U-förmig verdickter Steinzellen der inneren Oberhaut, oft mit anhaftender Samenhaut, die Zellen von der Fläche gesehen polyedrisch, allseitig verdickt und ohne Zwischenräume zusammenhängend. Keine Haare, kein Oxalat. Bastfasern lassen auf mitvermahlene Fruchtspindeln schließen.

$\beta\beta$) Mit Schwefelsäure karmoisinrot. Steinzellen groß, zahlreich, alle gleichmäßig verdickt und reichlich porös:

Cubebae pulv.

Hauptsächlich Stücke des dünnwandigen Perisperms, die Zellen erfüllt mit zusammengebackenen bzw. vielen sehr kleinen isolierten wie hoch zusammengesetzten Stärkekörnern, daneben

zahlreiche Sekretzellen. Charakteristische Steinzellen der Innen-
schicht der Fruchtwand, die Zellen gleichmäßig verdickt, dicht
getüpfelt, 0,035—0,080 mm lang, in einer, seltener zwei Lagen,
in radialer Richtung gestreckt, oft noch zu vielen zusammenhängend. Gruppen kleiner würfelförmiger, stark verdickter Steinzellen der Außenschicht der Fruchtwand, teilweise mit anhaftender Epidermis und 1—2 Reihen parenchymatischer, unter der
Epidermis gelegener Zellen. Parenchymfetzen mit rundlichen,
0,06 mm großen Ölzellen. Stark verdickte Sklerenchymfasern
des stielartigen Fortsatzes in relativ geringer Zahl. Die Rotfärbung
durch Schwefelsäure wird durch das Cubebin bedingt.

β) Keine Steinzellen.

1. Reichlich Stärke. Die Körner groß, einfach, undeutlich
geschichtet, oft mit Kernspalte: **Semen Colae pulv.**

Fast ausschließlich Fetzen des zartwandigen, braunen, mit Stärke
angefüllten Parenchymgewebes der Keimblätter und freiliegende
einfache, 0,005—0,030, meist 0,021—0,024 mm große, vielgestaltete, meist eiförmige, gerundet 3—4seitige oder etwas
nierenförmige Stärkekörner, einzelne mit exzentrischer Kernspalte und exzentrischen Schichtungen. Stücke der Epidermis
der Keimblätter, die Zellen mit feinkörniger oder formloser,
brauner oder gelbbrauner Masse. Gefäßbündelfragmente mit
sehr engen Spiralgefäßen. Vereinzelt einzellige, keilförmig zu-
gespitzte, oft gebogene Einzelhaare und gebüschelte Haare, hin
und wieder einzellige Köpfchenhaare.

2. Reichlich Stärke. Die Körner klein, fast ausschließlich
zusammengesetzt, mit Kern oder Kernhöhle:

Semen Cacao pulv.

Reichlich Fetzen braunwandigen Gewebes der Keimblätter, gefüllt mit kleiner zusammengesetzter Stärke, meist Zwillinge und
Drillinge, 0,0075—0,012 mm groß (durchschnittlich 0,009 die
größten, 0,003—0,005 die kleineren, 0,001—0,0015 die kleinsten),
sehr viele mit weitem Kern oder Kernhöhle. In den zusammengesetzten Körnern die Bruchkörner auffallend ungleich. Fett-
plasma bzw. Fettkrystalle oder Aleuronkörner. Fragmente der
Epidermis der Kotyledonen mit verschieden gestalteten Pigment-
körnern; Pigmentzellen mit je nach der Handelssorte des Kakaos
braunroten, braungelben, roten oder violetten Pigmentmassen.
Vielzellige keulenförmige, bis 0,12 mm lange Haarbildungen
(= die sog. Mitscherlichschen Körperchen) auf der Oberfläche
(Silberhaut) der inneren Samenhaut. (Diese Haare entstehen auf
der Epidermis der Keimlappen, haften meist der Silberhaut an,
sind schwer auffindbar, aber stets vorhanden, meist zerbrochen).
Keine Steinzellen, Spiralgefäße usw., diese lassen auf beigemengte
Samenschale schließen.

3. Reichlich Stärke. Die Körner einfach und zusammengesetzt, mit Kern. Ruminationsgewebe:

Semen Myristicae pulv. (siehe S. 30).

4. **Reichlich Stärke.** Die Körner einfach und zusammengesetzt, meist verquollen. Mit Eisenchloridalkohol olivengrün bis blaugrün: **Semen Quercus tostum pulv.**

Ein dunkelbraunes Pulver. Hauptsächlich Bruchstücke des Kotyledonarparenchyms aus polyedrischen, mit Stärke erfüllten Zellen, die Stärkekörner deformiert und zusammengeballt, mitunter noch unversehrte einfache, längliche, eiförmige, etwas nierenförmige, mit Längsspalte versehene Körner, von 0,015 bis 0,020, selten bis 0,050 mm Größe. Daneben zahlreiche zusammengesetzte Körner. Spärlich Fragmente sehr dünner Gefäßbündel. Keine Steinzellen (diese lassen auf mitvermahlene Fruchtschalen schließen).

5. **Nur wenig Stärke.** Endosperm dickwandig, mit großen Tüpfeln: **Semen Colchici pulv.**

Fetzen mit flachen, großen, dick- und braunwandigen Zellen der Außenschicht und dünnwandigen, zum Teil zusammengefallenen braunen Zellen der übrigen Lagen der Samenschale; hauptsächlich charakteristisches grobgetüpfeltes und sehr hartes Endospermgewebe (Reservecellulose, mit Chlorzinkjod Blaufärbung) mit Öl und Aleuron; dünnwandiges Gewebe des Embryos; Stärkekörner (nur wenige) aus den großen isodiametrischen Zellen der Caruncula.

6. **Nur wenig Stärke.** Endosperm dünnwandig. Einzellige Haare. Mit Schwefelsäure (die Säure um den vierten Teil ihres Gewichts mit Wasser verdünnt) grüne Färbung: **Semen Strophanthi pulv.**

Sehr reichlich charakteristische, 0,5—0,8 mm lange, einzellige, scharf zur Oberhaut eingebogene, meist verholzte Haare mit ungetüpfelter Haarbasis (aus der Epidermis der Samenschale). Stücke der Epidermis, die Zellen in den Radialwänden kreisförmig verdickt, von der Fläche gesehen gleichmäßig dickwandig (mit Phloroglucinsalzsäure Rotfärbung); Fetzen mit zusammengefallenen parenchymatischen Zellen der übrigen Lagen der Samenschale. Reichlich Gewebe des Keimlings mit Fett und Aleuron und kleinen, bis 0,008 mm großen Stärkekörnern (letztere nur in geringer Zahl).

B. Ohne Stärke oder Stärke nur in Spuren.

a) **Nur Oxalat - Einzelkrystalle;** keine Drusen oder Raphiden. **Steinzellen.** Mit Chloraljod bzw. Jodjodkalium keine violettschwarze oder blauschwarze Färbung.

α) Krystalle führende Steinzellen. Reichlich große dünnwandige Tonnenzellen: **Fructus Juniperi pulv. gross.** (siehe S. 29).

β) Steinzellen außerordentlich vielgestaltet, von verschiedenster Größe, ohne Krystalle im Innern: **Oliventrester (Olivenkernmehl).**

Stücke der Fruchthautepidermis aus polygonalen derbwandigen Zellen, teilweise mit dem subepidermalen Kollenchymgewebe.

Sehr reichlich charakteristische und sehr mannigfach gestaltete, farblose Steinzellen aus dem Fruchtfleische und aus der Samenschale, von verschiedenster Größe, 0,030—0,30 mm lang, zum Teil reich verzweigt, an den Ästen teils abgerundet, teils spitz zulaufend, sehr stark verdickt, fein geschichtet und sehr oft fein und dicht porös. Fetzen des dünnwandigen, teils kollabierten Parenchymgewebes des Fruchtfleisches; Fragmente des zartzelligen, von Leitbündeln durchzogenen Parenchyms der Samenschale mit Oxalatkrystallen. Tracheidenartige Elemente; Spiralbandfragmente; Stücke enger Spiraltracheen.

γ) Fast ausschließlich Bruchstücke von Steinzellen:

Walnußschalenpulver.

Hauptsächlich Bruchstücke eigenartig dichtbuchtig-faltiger und stark ausgebuchteter Steinzellen mit verschieden starken, oft bis zum Verschwinden des Lumens verdickten, dicht getüpfelten, grobgeschichteten Wänden. Ganze Zellen selten, die Bruchstücke 0,075—0,120 mm groß, selten kleinere bis 0,045 mm große Steinzellen von gleicher Form und Ausbildung. Daneben spärlich dünnwandige Parenchymzellen mit braunem Inhalt (Gerbstoff); Fragmente enger Spiralgefäße und kleine dünnwandige Zellen mit Einzelkrystallen von Kalkoxalat (Krystallkammerfasern).

b) Nur Oxalatprismen; keine Drusen. Steinzellen (Idioblasten); Palisadengewebe: **Fructus Anisi stellati pulv.**

Stücke der kleinzelligen Epidermis der Fruchtwand, die Zellen in der Außenseite stark verdickt. Fetzen des braunen parenchymatischen Gewebes des Fruchtfleisches, mit Ölzellen, Leitbündeln, einzelnen Idioblasten und der aus farblosen Palisadenzellen bestehenden inneren Epidermis. Stark verdickte gelbe Palisadenzellen aus der Oberhaut der Samenschale; Schwammgewebe der Samenschale mit Krystallprismen. Stücke des Endospermgewebes mit Fett und Aleuron, die Aleuronkörner grobbuckelig, lappig, unregelmäßig gestaltet, mit kugeligen Globoiden in wechselnder Zahl oder mit einem großen traubigen Globoid, Durchmesser der Aleuronkörper 0,01—0,022, selten bis 0,026, meist 0,013—0,017, die kleinsten 0,003—0,005 mm. Sehr große, sehr verschieden gestaltete, mehr oder minder stark verdickte Astrosklereiden aus dem Fruchtstiele, dem Rindengewebe und dem Mark, im Mittel 0,220 mm lang bei 0,146 mm Durchmesser (charakteristisch!). Fasern und Gefäße des Fruchtstieles. Keine Haarbildungen.

c) Oxalatdrusen, daneben evtl. Einzelkrystalle oder Nadeln.

α) *Kurze, einzellige Haare; nur Drusen:*

Caricae tost. (Feigenkaffee).

Ein grobkörniges Pulver oder eine frisch fast teigige Masse von dunkel- oder fast schwärzlich rotbrauner Farbe. Hauptsächlich Gewebstrümmer und Gewebselemente des Fruchtbodens; sehr zahlreiche einfach-dichotom verzweigte Milchröhren mit gelb- oder rotbraunem Inhalt. Charakteristische 1—1,5 mm große, kurz spitz-eiförmige, gerundete oder etwas zusammengedrückte, nahe dem Spitzchen genabelte Steinfrüchte bzw. deren Bruchstücke. Stücke der Steinschale und des Gewebes des Samenkerns. Stränge von engen Spiralgefäßen; Parenchymzellen und Stücke von Kammerfasern mit Oxalatdrusen. Stücke der äußeren Epidermis des Fruchtbodens aus kleinen derbwandigen Zellen, zuweilen mit Spaltöffnungen, reichlich mit zweierlei Haarbildungen: einzellige, dickwandige, gerade oder etwas gekrümmte, spitze, am Grunde häufig erweiterte, 0,030—0,40 mm lange, glatte oder warzige Haare und kleine, bis 0,036 mm lange Köpfchenhaare mit einem meist einzelligen, dünnwandigen, häufig kollabierten Stiel und einem einzelligen, kugeligen, gewöhnlich aber mehrzelligen eiförmigen oder elliptischen Köpfchen (Zellen in 2—3 Etagen).

β) Keine Haarbildungen.

1. Nur Drusen. Ölstriemen.

a) Kalkoxalatdrusen in den Epidermiszellen und im Mesokarp.:

Fructus Petroselini pulv.

Stücke des Exokarps und Mesokarps mit bis 0,01 mm großen Drusen, das Mesokarp aus dünnwandigen, tangential gestreckten Parenchymzellen, deren innerste Lage braunwandig. Fragmente der inneren Epidermis aus braunwandigen, langgestreckten Zellen. Endosperm schwach regelmäßig verdickt, mit fettem Öl, Aleuron und Oxalatrosetten.

b) Kalkoxalatdrusen nur im Endosperm:

Fructus Phellandri pulv.

Fetzen des großlumigen, derbwandigen Parenchymgewebes des Mesokarps der Rippen, die Zellwände getüpfelt und mehr oder weniger stark verholzt. Stücke der dickwandigen Epidermis der Fruchtwand. Fragmente der kleinen Gefäßbündel der Fruchtwand; Bruchstücke stark verdickter, lang zugespitzter Sklerenchymfasern aus der Sklerenchymplatte des Mesokarps. Fragmente breiter wie sehr schmaler Sekretbehälter (Ölstriemen). Reichlich Fetzen des farblosen Endospermgewebes mit Aleuron, fettem Öl und in zahlreichen Zellen Kalkoxalat in Drusenform.

2. Drusen und Einzelkrystalle (beide nicht sehr häufig). Charakteristische Steinzellen der Epidermis (sog. Schülferzellen):

Farina Amygdalarum.

Vorwiegend Kotyledonargewebe mit fettem Öl und großen und kleinen Aleuronkörnern, hie und da Drusen und stäbchenförmige Einzelkrystalle von Kalkoxalat. Charakteristische verholzte, ungleich große, tonnenförmige, nicht besonders stark verdickte und hauptsächlich in der unteren Hälfte reich getüpfelte Steinzellen der Epidermis der Samenschale = Schülferzellen, vielfach erhalten und einzeln oder noch zu mehreren aneinanderhängend, sehr häufig zerbrochen. Fetzen der stark zusammengefallenen übrigen Schichten der Samenschale und des sehr reduzierten Endospermgewebes. Stücke schmaler und zarter Gefäßbündel. Sklerenchymfasern. Tropfen fetten Öles, freiliegende Drusen und Einzelkrystalle.

3. Drusen und Nadeln. Charakteristische dünnwandige Palisadenzellen der Epidermis mit Oxalatdrusen:

Semen Sesami pulv. (Sesam-Ölkuchenmehl).

Fragmente der dünnwandigen, unverholzten Palisadenschicht (Epidermis) der Samenschale, die Zellen im Querschnitt rechteckig, an der freien Außenfläche fast kugelig gewölbt, von der Fläche gesehen dünnwandig, scharfkantig polygonal mit 5—6, selten mehr Seiten, als Inhalt in jeder Zelle eine große, rundliche, 0,013—0,033, selten bis 0,05 mm im Durchmesser haltende Kalkoxalatdruse (diese liegen bei S. indicum dem Außenrande der Zelle fest an, bei S. radiatum gegenüber am entgegengesetzten Ende der Zelle). Außerdem bei dunkelgefärbten Samen schwarze Pigmentkörper in reicher Zahl in den Epidermiszellen. In den sog. Leisten der Oberhaut fehlen die Oxalatbildungen völlig oder sind nur wenig entwickelt. Die Epidermiszellen sind im Pulverpräparat in den dünnen Radialwänden vielfach wellig gekrümmt. Ferner Stücke des sehr reduzierten Endospermgewebes; Fetzen des dünnwandigen Gewebes unter der Epidermis (gut aufhellen!) mit einzelnen Krystallblättchen, Krystallstäbchen und Nädelchen von Kalkoxalat; hauptsächlich aber Fetzen des Kotyledonargewebes mit Fett und Aleuron.

d) Oxalatraphiden, keine Einzelkrystalle. Endosperm unregelmäßig knotig verdickt: **Semen Sabadillae pulv.** (siehe S. 41).

e) Oxalatraphiden und Einzelkrystalle. Intensive Rotfärbung durch 5proz. Phloroglucinlösung und 1 Tropfen Schwefelsäure: **Fructus Vanillae pulv.**

Stücke der Epidermis aus flachen, dickwandigen Zellen mit gelblicher Cuticula, in den Epidermiszellen meist Oxalat-Einzelkrystalle von 0,007—0,035 mm Größe, hie und da auch Vanillinkrystalle; Epidermisfetzen mit kleinen Spaltöffnungen. Stücke des dünnwandigen Parenchymgewebes des Fruchtfleisches mit zarten Gefäßbündeln, zerstreut lange schmale Zellen mit in Schleim eingebetteten, ca. 0,4 mm langen Raphidenbündeln. Stücke der inneren Epidermis der Fruchtwand, zum Teil mit langen, einzelligen, dünnwandigen Papillen. Fragmente der kleinen Samen bzw. der Samenschale; Fetzen des Gewebes des Embryos mit Fett und Aleuron. Vanillinkrystalle.

f) Oxalatsand: **Semen Papaveris pulv. gross.**

Reichlich farbloses Endospermgewebe mit fettem Öl und Aleuron; Gewebe des Embryos mit gleichem Inhalt. Fetzen der Samenschale mit mehreren Reihen zusammengefallener Zellen, in einer dieser Zellreihen die Zellen gefüllt mit Kalkoxalat in Sandform; Stücke mit größeren Epidermiszellen, den Netz- und Faserzellen der Samenschale.

g) Kein Oxalat (evtl. Calciumoxalate in den Aleuronkörnern).

α) *Haarbildungen.*

*) Lange, glatte, stark verdickte Haare.

$\alpha\alpha$) Die Haarbasis getüpfelt. In dem mit verdünnter Schwefelsäure (1 Teil Schwefelsäure und 4 Teile Wasser) angerührten Pulver umgeben sich hineingestreute kleine Krystalle von Kaliumbichromat nach einer halben Stunde und später mit einer tiefgrünen, darauf blaugrünen Zone; mit Vanadinschwefelsäure rotviolette Färbung:

Semen Strychni pulv.

Hauptsächlich Stücke des Endospermgewebes aus quadratischen oder mehr polygonalen, stark verdickten, nicht deutlich getüpfelten Zellen (Reservecellulose) mit öligem Plasma und Aleuronkörnern. Fetzen der Epidermis der Samenschale mit am Grunde zwiebelartig angeschwollenen, grob-netzig verdickten Zellen. Letztere zu charakteristischen, der Oberhaut der Samenschale dicht anliegenden, an der Spitze abgerundeten, ungefähr 1 mm langen Haaren ausgewachsen, die Wände der Haare verholzt und leistenförmig verdickt (mit Phloroglucinsalzsäure Rotfärbung). Sehr reichlich Haartrümmer in Form farbloser, verschieden langer und dicker stäbchenförmiger Körper, bald gerade, bald gebogen verlaufend.

$\beta\beta$) Die Haarbasis ungetüpfelt:

Semen Strophanthi pulv. (siehe S. 34).

****)** Kurze, ein- evtl. zweizellige, starkwarzige Borstenhaare. Zahlreiche Ölstriemen: **Fructus Anisi pulv.**

Hauptsächlich Stücke des Endospermgewebes mit meist farblosen Zellwänden und kugeligen, ei- oder tropfenförmigen Aleuronkörnern und fettem Öl als Zellinhalt. Die Aleuronkörper enthalten je einen großen Globoid oder 0,001—0,003 mm große Oxalatrosetten (innen mit einer kleinen Höhlung) in Ein- oder Mehrzahl. Charakteristische Steinzellen aus der Umgebung der Fruchtträger auf der Fugenseite. Kleine, einzellige, selten zweizellige, oft papillenförmige, etwas nickende Börstchenhaare mit starkwarziger Cuticula aus der Epidermis der Fruchtwand. Parenchymgewebe des Mesokarps; reichlich Stücke der gelblichbraunen Sekretbehälter (Ölstriemen). Sklerenchymfasern des Carpophor; Gefäßbündelstücke aus der Fruchtwand und dem Fruchtstiel.

β) *Keine Haarbildungen.*

   *) Schleimhaltige Samen.

$\alpha\alpha$) Schleimepidermis. Becherzellen. Mit Salpetersäure rotbraun.

1. Unter der Epidermis eine einschichtige Lage nicht kollenchymatisch verdickter Großzellen; Farbstoffzellen:

Semen Sinapis pulv.

Hauptsächlich Stücke des Kotyledonargewebes aus kleinen, dünnwandigen, mit Aleuronkörnern und einem öligen Plasma erfüllten Zellen. Reichlich gelblichbraune Fetzen der Samenschale mit einer Schicht 0,06—0,12 mm breiter Großzellen und braunen, von der Fläche gesehen polygonalen, auf dem Querschnitt flaschen-, becher- oder fast spindelförmigen, ungleich langen und ungleich stark verdickten, 0,005—0,017 mm breiten Sklereiden (Palisaden- oder Becherzellenschicht). Stücke der Epidermis mit großen, von der Fläche sechseckigen, tafelförmigen 0,05—0,08 mm breiten, im Querschnitt niedrigen, farblosen, schleimführenden Zellen. Stücke einer Schicht aus polygonalen, mit braunem Pigment gefüllten Zellen, der Farbstoff färbt sich mit Eisenchlorid blau. Fetzen der relativ großen, rechtwinkligen Zellen der Kleberschicht und der dünnwandigen zusammengefallenen Zellen der Endospermhaut.

2. Unter der Epidermis eine zweischichtige Lage kollenchymatisch verdickter Großzellen; keine Farbstoffzellen:

Semen Erucae pulv.

Ähnlich wie bei Semen Sinapis, hauptsächlich Stücke des Kotyledonargewebes aus kleinen dünnwandigen Zellen mit Aleuronkörnern und öligem Plasma; Stücke der Epidermis aus farblosen, fast quadratischen, nicht langgestreckten, deutlich konzentrisch geschichteten Schleimzellen. Die unter der Epidermis gelegene Großzellenschicht aus 2, selten 3 Reihen dünnwandiger, kollenchymatisch verdickter Zellen, daran anschließend eine Reihe flaschen- bzw. becherförmiger, nur etwa 0,004—0,007 mm breiter Zellen (Palisaden- bzw. Becherzellenschicht), die Zellen fast gleich hoch. Keine Pigmentzellen.

$\beta\beta$) Schleimepidermis. Keine Becherzellen. Sklerenchymfaserschicht. Mit Salpetersäure keine abweichende Färbung: **Semen Lini pulv. gross.**

Ein grobes Pulver. Meist Stücke des farblosen Kotyledonargewebes aus kleinen, dünnwandigen, polyedrischen Zellen mit Aleuron und fettem Öl; reichlich Bruchstücke der Samenschale mit großen, polyedrischen, auf dem Querschnitt fast quadratischen oder radial verlängerten, farblosen, dünnwandigen Schleimzellen der Epidermis, schmalen, verschieden (bis 0,25 mm langen, meist 0,008—0,014 mm breiten, stark verdickten Sklerenchymzellen (Faserschicht), dünnwandigen, schmalen Querzellen und sägeartig gekerbt-derbwandigen, getüpfelten, quadratischen bis rechteckigen, meist 0,025—0,040 mm Durchmesser aufweisenden tafelförmigen braunen Pigmentzellen. Reichlich herausgefallene polygonale bis viereckige, an den Rändern stark sägeartig gekerbte Pigmentklumpen. Stärke nur in sehr geringen Mengen von beigemengten unreifen Leinsamen bzw. fremden Samen, beim Leinsamen die Körner rundlich-oval, bis 0,04 mm groß.

$\gamma\gamma$) Schleimendosperm. Palisadensklereiden der Epidermis. Mit Eisenchloridalkohol dunkelgraugrün:

Semen Foenugraeci pulv. (siehe S. 31).

— 40 —

**) Schleimfreie Früchte bzw. Samen.

αα) Steinzellen.

1. Die Steinzellen der Samenschale teils allseitig, teils U-förmig
verdickt. Ruminationsgewebe. Die Wände des Endospermgewebes grob getüpfelt. Mit Eisenchloridalkohol
blaugrüne, später dunkelolivengrüne, mit Eau de Javelle
braunrote Färbung:　　　　　　　　**Semen Arecae pulv.**

> Ein hellrotbraunes Pulver. Hauptsächlich Stücke des farblosen
> Endospermgewebes aus ziemlich großen, stark verdickten, grob-
> getüpfelten Zellen bzw. Trümmer dieser Zellen; Fragmente des
> gelbbraunen bis rotbraunen Ruminationsgewebes wie Stücke mit
> aneinanderhängendem Endosperm- und Ruminationsgewebe.
> Fetzen der Samenschale mit allseitig und U-förmig verdickten
> braunen Zellen und braunem, dünnwandigem, lockerem Gewebe.
> Gefäßbündelstücke aus der Samenschale. Nur selten Gewebe
> des Embryos mit Raphidenbündel von Kalkoxalat.

2. Die Steinzellen der Samenschale (Epidermis) gekröseartig
verdickt, daneben Steinzellen des Endokarps. Mit Schwefelsäure unter dem Mikroskop indigblau bis graublau, später
fast schwarz; mit Chloraljod dunkelbraun. Stärke nur in
sehr geringen Mengen:

Fructus Capsici pulv. (siehe S. 31).

3. Die Steinzellen der Samenschale (Epidermis) von der Fläche
gesehen tief gewellt ineinandergreifend. Keine Stärke:

Semen Stramonii pulv.

> Fragmente der Samenschale mit gelben, auf dem Querschnitt
> radial gestellten, stark verdickten Epidermiszellen, letztere von
> der Fläche gesehen tafelförmig und tief gewellt ineinander-
> greifend. Gewebsstücke des Endosperms und des Embryos, in
> den Zellen bis 0,01 mm große Aleuronkörner und fettes Öl.
> Keine Stärke. Lockeres, zartes, mehrreihiges, braunes Gewebe
> der Schichten unterhalb der Epidermis.

4. Die Steinzellen der Samenschale flach, gestreckt, mit
braunem Inhalt. Die Zellwände des Endospermgewebes
grobknotig verdickt:　　　　　**Palmkern-Ölkuchenmehl.**

> Ein grobes Pulver. Hauptsächlich farblose Stücke des Endosperm-
> gewebes mit auf dem Querschnitt vorwiegend vierseitigen, recht-
> eckigen, 0,045—0,090 mm langen, 0,030—0,045 mm breiten,
> derbwandigen (bis 0,005 mm), grobknotig verdickten Zellen mit
> Fettplasma (einzelne Fettkrystalle) und hie und da mit einem
> großen oder mit mehreren kleinen Aleuronkrystallen. Fetzen der
> Samenhaut aus kleinen, 0,009—0,030 mm großen, rundlichen
> oder rundlich-eckigen, dünnen, zum Teil derbwandigen braunen
> Parenchymzellen und stabförmigen Steinzellen mit braunem
> Inhalt.

5. Die Steinzellen der Samenschale flach, gestreckt, mit braunem Inhalt. Die Zellwände des Endosperms dünnwandig: **Kokos-Ölkuchenmehl.**

Ein grobes Pulver, ähnlich dem Palmkernkuchenmehl, doch die Wände des Endosperms weniger stark verdickt (0,003 mm), fast unverdickt, glatt, im Innern der Zellen große Bündel von Fettsäurekrystallen und Aleuronkörner mit je einem großen (bis 0,025 mm) Aleuronkrystall. Die Steinzellen der Samenschale durchschnittlich größer als beim Palmkernkuchenmehl. Bei mit vermahlener Steinschale überwiegend braune Steinzellen, reichlich Gefäßbruchstücke und Sklerenchymfasern mit Kieselkörpern.

6. Die Steinzellen der Samenhaut (Silberhaut) sklerenchymfaserähnlich. Die Zellwände des Nährgewebes grobknotig verdickt, gebräunt: **Semen Coffeae tostum pulv.**

Ein braunes Pulver. Hauptsächlich Stücke des Nährgewebes aus ziemlich isodiametrisch-polyedrischen, 0,045—0,060 mm Durchmesser aufweisenden Zellen mit ziemlich stark- und grobknotig verdickten, sehr grob getüpfelten (fensterartig), mehr oder weniger gebräunten Wänden und braunem, im Wasser zum Teil sich lösenden Inhalt (ölhaltiges Plasma, Gerbstoff, Zucker usw.). Ferner Stücke der sog. Silberhaut (Samenhaut), eines dünnen, dreischichtigen, farblosen, durchsichtigen oder gelblichen Häutchens mit den für den Kaffee sehr charakteristischen, stark verdickten und stark getüpfelten, 0,1—0,7 mm und darüber langen und bis 0,045 mm breiten, meist spindelförmigen, an den Enden zugespitzten, stumpfen oder gestutzten, außen glatten, meist geschweiften, oft knorrigen Sklereiden. Diese liegen einzeln oder meist in Gruppen von verschiedener Ausdehnung im dünnwandigen Gewebe der äußersten Zellage der Samenhaut, durch kleinere oder größere Zwischenräume voneinander getrennt. Sonstige Gewebe sollen im reinen gemahlenen Kaffee nicht vorhanden sein.

$\beta\beta$) Keine oder nur sehr wenige Steinzellen.

1. Endosperm mit großen Tüpfeln. Keine Steinzellen: **Semen Colchici pulv.** (siehe S. 34).

2. Endosperm unregelmäßig knotig verdickt. Keine Steinzellen: **Semen Sabadillae pulv.**

Hauptsächlich Stücke des Endospermgewebes aus polyedrischen, strahlig angeordneten Zellen mit derber, farbloser, unregelmäßig knotig verdickter, glänzender Membran und sehr vereinzelten kleinen Stärkekörnern und Aleuron im öligen Plasma. Fetzen der Samenschale mit kurzprismatischen, in der Längsrichtung des Samens gestreckten, in der Oberflächenansicht vieleckigen, großlumigen, braunwandigen, an der Außenseite etwas stärker verdickten Epidermiszellen und darunterliegenden Lagen dünnwandiger, tangential gestreckter, braunwandiger, zusammengefallener Zellen. Spärlich Sklerenchymfasern aus der Raphe. Zuweilen Raphiden aus dem subepidermalen Parenchym der

Samenschale, reichlicher aus dem Parenchym der schnabelartigen Erweiterung des Samens, die Raphidenzellen heben sich durch ihre Größe ab.

3. Endosperm dünnwandig, die Aleuronkörper mit Oxalatrosetten. Ölstriemen. Sklerenchymfasern.

I. Ohne verdickte und ohne verholzte Parenchymzellen im Mesokarp: **Fructus Carvi pulv.**

Hauptsächlich Stücke des farblosen Nährgewebes und des Embryos mit fettem Öl und Aleuron; Stücke der Epidermis mit dicker Außenwand, großwarziger Cuticula und vereinzelten Spaltöffnungen; Gefäßbündelfragmente aus den Rippen, von Bastfasern umgeben; Bruchstücke breiter und sehr schmaler, von Epithelzellen ausgekleideter Sekretgänge; Bastfasern aus dem Carpophor.

II. Mit verdickten und verholzten Parenchymzellen im Mesokarp. Parkettierte Zellen:

Fructus Foeniculi pulv.

Hauptsächlich Stücke des farblosen Endospermgewebes und des Embryos mit fettem Öl und Aleuron. Charakteristische, verschieden große verholzte Parenchymzellen aus dem Mesokarp (bei den Leitbündeln) mit leistenförmiger oder netzförmiger Wandverdickung; Fragmente winzig kleiner (sek. Ölstriemen bei den Gefäßbündeln) und sehr breiter Ölstriemen mit meist braungefärbtem kleinzelligem Epithel. Stücke der inneren Epidermis aus großlumigen Zellen und eingeschalteten schmalen, gruppenweise in verschiedener Richtung verlaufenden Zellen (meist je 8) = parkettierte Zellen. Gefäßbündelfragmente; Sklerenchymfasern aus den Gefäßbündeln der Fruchtwand, dem Carpophor und dem Fruchtstiel.

III. Faserförmige Steinzellen und weitlumige, dickwandige, getüpfelte Parenchymzellen des Fruchtfleisches. Parkettierte Zellen: **Fructus Coriandri pulv.**

Hauptsächlich Stücke des Endospermgewebes mit fettem Öl und Aleuron, letzteres mit 0,003—0,007 mm großen Oxalatrosetten und Einzelkrystallen. Stücke der Epidermis mit ziemlich stark verdickten Zellen (mitunter mit Einzelkrystallen und Drusen). Lockeres Parenchymgewebe des Fruchtfleisches aus verschieden großen, teilweise kollenchymatisch verdickten Zellen; Fragmente der geschlossenen Sklerenchymplatte des Mesokarps aus kurzen faserförmigen, dichtgefügten, in verschiedener Richtung gekreuzten Steinzellen; Parenchymgewebestücke aus gelben, weitlumigen, dickwandigen, getüpfelten Zellen, innerhalb der Sklerenchymplatte gelegen; Fragmente weiter Ölstriemen. Fetzen mit parkettierten Zellen (siehe unter Fructus Foeniculi). Gefäßbündelfragmente.

***) **Nur wenige Epidermisfragmente der unreifen Mohnfrucht und geringe Mengen von Stückchen**

der Mohnblätter neben reichlich eingetrock-
netem Milchsaft: **Opium pulv.**

Das reine Opium darf weder ganze noch verquollene Stärkekörner, noch andere Gewebselemente enthalten. Opium pulvis
des Deutschen Arzneibuches enthält Amylum Oryzae, der Phar-
macopoea helvetica Milchzucker.

XV. Blattelemente, teilweise auch Blütenelemente. Epidermis mit Spaltöffnungen, zum Teil mit Haarbildungen; meist chlorophyllhaltiges Blattgewebe; nur kleinere Gefäße; eventuell Pollenkörner = Blätter, Kräuter, Zwiebeln.

(Die in den Blättern vorhandene Assimilationsstärke ist im Blatt-
pulver schwierig nachweisbar.)

1. Haarbildungen.

A. Oxalatdrusen.

a) *Büschelhaare.*

α) Viele Büschelhaare: **Folia Althaeae pulv.**

Blattepidermisstücke, beiderseits mit Spaltöffnungen; Schleimzellen der Epidermis, die untere Zellwand durch sek. Schleimmembranen verdickt. Fetzen des Mesophyllgewebes mit einer,
stellenweise zwei Reihen Palisadengewebe; Oxalatdrusen, etwa
0,025 mm groß, im Mesophyllgewebe, besonders unmittelbar
unter den Büschelhaaren und in den Strängen; freie Oxalatdrusen.
Reichliche an der Basis getüpfelte, 2—8 meist bis sechsarmige
Büschelhaare, die Arme einzellig, verdickt, spitz, glatt, je nach der
Feinheit des Pulvers noch erhalten und dem Blatte anhaftend
oder zerbrochen; etagenförmige Drüsenhaare; seltener einzellige,
etwas gekrümmte Haare. Stachelige, kugelförmige Pollenkörner
und länglich-ellipsoidische, braune, zweizellige, bei starker Vergrößerung feinstrahlige, oft noch einem farblosen Stielchen auf-
sitzende Sporen von Puccinia malvacearum, letztere sind mehr
oder weniger häufig anzutreffen, sollen aber nicht vorhanden sein.

β) Sehr wenige Büschelhaare: **Folia Malvae pulv.**

Wie Folia Althaeae, doch verhältnismäßig sehr wenige Stern-
haare, bei M. neglecta aus 2—3, bei M. silvestris aus meist 6 in
einem Bündel vereinigter Arme bestehend. Die einzelligen,
spitzen, dickwandigen, etwas gekrümmten Haare reichlicher
vorhanden als bei Folia Althaeae; die Oxalate weniger häufig.
Blätter mit Sporen von Puccinia malvacearum sollen nicht verwendet werden.

b) *Einzellige Haare.*

α) Vielarmige Steinzellen (Idioblasten):

Folia Theae pulv. gross.

(Jüngere Blätter; bei älteren Blättern keine Haare, dagegen
Idioblasten in größerer Zahl.) Blattepidermisstücke, die Zellen

der Blattoberseite polygonal, von einer ziemlich dicken und glatten Cuticula überzogen, die Zellen der Unterseite unregelmäßig, buchtig; Spaltöffnungen nur unterseits, 0,04—0,06 mm groß, breit elliptisch, von drei tangential verlängerten Zellen umgeben. Einfache, einzellige, konische, starkwandige, an der Basis gekrümmte Haare (jüngere Blätter) oder deren Narben (ältere Blätter). Im Mesophyll an der Oberseite ein zweireihiges Palisadengewebe, in der oberen Zellreihe die Zellen 3—4mal länger als breit, im Schwammgewebe häufig sehr ansehnliche Kalkoxalatdrusen. Im Innern älterer Blätter vielgestaltete, oft verzweigte, starkverdickte und verholzte chlorophyllose Sklereiden = Idioblasten, stets einzeln, nie in Komplexen (bei nicht vollkommen entwickelten Blättern finden sich Idioblasten nur unter der Mittelrippe). Blätter im Knospenzustand (Pekoetee) zeigen nur undeutlich erkennbare Anlagen von Idioblasten.

β) Keine verzweigten Steinzellen (Idioblasten). Sekretbehälter:

Folia Jaborandi pulv.

Blattepidermisstücke, die Zellen dickwandig, oberseits mit stark gestreifter, unterseits mit kleinwarziger Cuticula; Spaltöffnungen, von 4—5 Nebenzellen umgeben, nur in der Blattunterseite; auf beiden Blattflächen runde Narben abgefallener, bei jüngeren Blättern erhaltener einzelliger, bis 0,6 mm langer und 0,02 mm breiter, sehr stark verdickter, warziger Haare und der Drüsenhaare. Fetzen des Mesophyllgewebes, die Zellen des oberseitigen einschichtigen Palisadengewebes ziemlich kurz, häufig gefächert, 0,023—0,052 mm hoch, im Palisaden- und im sehr weitlückigen Schwammgewebe Zellen mit Oxalatdrusen (0,02—0,03 mm groß). Große schizolysigene, von tafelförmigen Zellen umgebene Sekretbehälter (äther. Öl). Am Hauptnerv Bastfaserbelag.

c) *Ein- und mehrzellige Haare. Drüsenschuppen* ähnlich den Labiatendrüsenschuppen:

Folia Juglandis pulv.

Blattepidermisstücke, die Zellen in der Blattoberseite polygonal, in der Unterseite buchtig, Spaltöffnungen nur unterseits. Blattfragmente mit 2—3schichtigem Palisadengewebe und ebensoviel Schichten Schwammgewebe, im Palisaden- und Schwammgewebe nahe der Epidermis farblose Zellen mit großen Oxalatdrusen. Weniger häufig große einzellige, kegelförmige, glatte, zum Teil mehr oder weniger verholzte Haare, oft zu mehreren in Büschel vereinigt. Ferner Drüsenhaare, auf einem 2—4zelligen Stiel kleine, ein- und mehrzellige Köpfchen oder auf einzelligem Stiel 2—4zellige Köpfchen; Drüsenschuppen ähnlich denen der Labiaten, fast ungestielt, mit großem, vielzelligem Kopf. Freiliegende große Oxalatdrusen.

d) *Mehrzellige, gekrümmte, zum Teil kollabierte Haare. Drüsenhaare mit kurzem, gebogenem Stiel:*

Folia Stramonii pulv.

Stücke der Blattepidermis, die Zellen wellig-buchtig, oberseits auch geradlinig-polygonal, Spaltöffnungen beiderseits, unterseits zahlreicher, elliptisch, mit 3—5 Nebenzellen. Je nach der Feinheit des Pulvers erhalten oder in Bruchstücken 0,2—0,27 mm

lange, an der Basis 0,04—0,05 mm breite, an der Spitze um-
gebogene, 2—5 zellige, zuweilen kollabierte, derbwandige Gliederhaare mit grobkörniger Cuticula (hauptsächlich von jüngeren
Blättern) und kurzgestielte Drüsenhaare mit kugeligem oder
verkehrt kegelförmigem Kopf. Fetzen des Mesophyllgewebes
mit einreihigem Palisadengewebe; Zellen mit großen Kalkoxalatdrusen (seltener Einzelkrystallen) als einreihige Schicht im
Schwammgewebe an der Grenze zum Palisadengewebe; Flächenbilder mit felderweise zwischen dem Nervennetz sichtbaren Kalkoxalatdrusen in verschiedener Größe und Ausbildung (je nach
dem Alter der Blätter). Stücke der bikollateralen Gefäßbündel;
Parenchymgewebefetzen aus der Nähe des Hauptnerven mit
Oxalatsandzellen oder Zellen mit Oxalat-Einzelkrystallen.

B. Oxalat-Einzelkrystalle.

*a) Mehrzellige kegelförmige Haare und Borstenhaare, langgestielte
Drüsenhaare mit ein- bis mehrzelligem Köpfchen:*

Folia Hyoscyami pulv.

Elemente der Blattepidermis, die Zellen beider Blattseiten mehr
oder weniger stark wellig gebogen; Spaltöffnungen mit 3 bis
4 Nebenzellen in Blattober- und -unterseite, unterseits reichlicher;
Fetzen des Mesophyllgewebes mit einschichtigem Palisadengewebe in der Oberseite, im lockeren Schwammgewebe an der
Grenze zum Palisadengewebe und im Gewebe der Nerven sehr
reichlich Zellen mit meist etwa 0,01 mm großen, prismatischen
Einzelkrystallen und Zwillingskrystallen, selten mit Drusen, noch
seltener mit Krystallsand von Kalkoxalat. Reichlich einfache,
lange, schlank kegelförmige, dünnwandige, glatte, 2—4-, höchstens
10 zellige Gliederhaare mit oder ohne kopfig angeschwollener
Endzelle; Drüsenzotten, der Kopf 6—8- und mehrzellig, die Zellen
in einer Fläche oder in doppelter Zahl körperhaft angeordnet,
der Stiel 2—4 zellig. Freie Oxalat-Einzelkrystalle, seltener ziemlich einfache Drusen. Fragmente der bikollateralen Gefäßbündel;
Kollenchymgewebefetzen aus der Umgebung des Hautnerven.

*b) Lange, dünnwandige Gliederhaare, Haarzotten, starre Borsten,
Drüsenhaare, Kompositendrüsenschuppen usw.:*

Herba Cardui benedicti pulv.

Blatt-, Blüten- und Stengelelemente. Stücke der Blattepidermis,
die Zellen von der Fläche gesehen stark wellig-buchtig, beiderseits zahlreiche elliptische Spaltöffnungen von 3 bis 6, meist
4 Epidermiszellen umgeben, beiderseits reichlich Haarbildungen.
Blattfragmente mit 2 bis 3 reihigem Palisadengewebe an der
Blattoberseite und nur wenig Schwammgewebe, zuweilen auch an
der Unterseite 1—3 Reihen palisadenartiger Zellen. Im Blatte
keine Krystallbildungen von Kalkoxalat. Stücke dickwandigen
Sklerenchymfasergewebes aus dem Belag der Gefäßbündel des
Hauptnerven und des Stengels; Stücke von Sklerenchymfaserbündeln aus der Stengelrinde; nicht sehr häufig Einzelkrystalle
von Kalkoxalat aus der unter der Epidermis der Außenseite
der Hüllkelchblätter gelegenen Faserschicht und aus dem

Parenchym des Fruchtknotens. Pollenkörner mit 3 Austrittsstellen. Haarbildungen des Stengels und des Blattes, erhalten
und in Trümmern: große Öldrüsen mit zahlreichen Etagen zu
je 2 Zellen (Kompositendrüsenschuppen), Gliederhaare mit einer
Reihe von 5—30 Zellen, die Endzelle langgestreckt, faden-
förmig, hin- und hergebogen, nicht selten ist die Endzelle abgefallen, Köpfchenhaare aus einer Reihe von 6—12 Zellen.
Ferner aus der Blütenregion reichlich Blütenbodenhaare (hohle,
häufig tordierte, bis 2 cm lange, aus dünnwandigen, spitz endigen-
den Zellen zusammengesetzte Zellkörper), Fühlhaare und Fühl-
papillen der Antheren, aus zwei aneinanderliegenden Haaren
bestehend, Fegehaare der Narbe, einzellig, steif, dickwandig.

c) Knotenhaare: **Herba Meliloti pulv.**

Blatt-, Blüten- und Stengelelemente. Epidermisfragmente des
Blattes, Spaltöffnungen beiderseits. Dreizellige Blatthaare, die
unterste und mittlere Zelle dünnwandig, die Endzelle lang, eng-
lumig, starkwandig mit kräftigen Cuticularknoten. Stränge von
Sklerenchymfasern mit Krystallkammerfasern (Einzelkrystalle)
aus dem Belag der Gefäßbündel des Blattes. Gefäßbündel-
elemente des Stengels; Markgewebe und Sklerenchymgewebe
des Stengels. Mehrzellige Drüsenhaare, 2—3zelliger Stiel und
mehrzelliges keulenförmiges Köpfchen aus Kelch- und Fruchtknoten. Ellipsoidische, 3faltige Pollenkörner.

d) Wenige kurze, ein- bis zweizellige Haare. Mit Eisenchloridalkohol
grünblaue bis schwarzblaue, mit Vanillinsalzsäure rote Färbung:

Foliae Uvae ursi pulv.

Nur Blattelemente. Stücke der Epidermis des Blattes, die
Zellen beiderseits klein, polygonal, geradwandig, mit dicken,
starren Zellwänden und kräftiger Cuticula (Wachsüberzug); breite,
ovale Spaltöffnungen nur in der Unterseite, gruppenförmig zu
2—5 beisammenliegend. Fetzen des Mesophyllgewebes mit 3 bis
5 Lagen palisadenartiger Zellen, darunter Schwammgewebe;
Stücke des dickwandigen, etwas gestreckten, chlorophyllfreien
Gewebes aus der Umgebung des Hauptnerven und der primären
Seitennerven mit Kalkoxalat-Einzelkrystallen (bis 0,01 mm groß),
sonst im Mesophyll keine Krystallbildungen. Sehr selten kurze,
ein- bis zweizellige, bald gerade, bald gekrümmte Haare, meist
nur die Narben derselben. Sklerenchymfaserstücke aus dem
Belag der Seitennerven.

C. Oxalatdrusen und Einzelkrystalle
(siehe auch **Folia Farfarae pulv.** S. 49 und **Folia Hyoscyami
pulv.** S. 45).

a) Büschelhaare. Idioblasten: **Folia Hamamelidis pulv.**

Fragmente der Epidermen, beiderseits die Zellen buchtig, Spaltöffnungen mit 1—2 Paar Nebenzellen nur unterseits. Stücke des
Mesophyllgewebes mit einreihigem Palisadengewebe und 4- bis
5schichtigem Schwammgewebe, im Mesophyll vereinzelt dick-

wandige Steinzellen = Idioblasten, von der oberen zur unteren Epidermis reichend, ferner hier und da kleine Einzelkrystalle. Bastfaserbündel mit Krystallkammerfasern mit Einzelkrystallen, seltener Drusen. Büschel einzelliger, dickwandiger, starrer und gekrümmter, gelber Haare aus den Nervenwinkeln der Blattunterseite.

b) Dickwandige einzellige, rauh gekörnte Haare: **Folia Sennae pulv.**

Flächen- bzw. Querschnittsstücke der beiderseitigen Blattepidermis aus polyedrischen, geradwandigen Zellen mit stark verdickten Außenwänden und körniger bzw. unregelmäßig gestreifter Cuticula, einzelne Zellen zu einzelligen, 0,04—0,26 mm langen, 0,012—0,018 mm dicken, geraden, spitzen, starkwandigen Haaren mit körniger Cuticula ausgewachsen. Stücke der Epidermis mit vereinzelten, in der unteren Zellwand durch Schleimauflagerungen stark verdickten Zellen, den sog. Schleimzellen. Epidermisfragmente mit Spaltöffnungen (auf beiden Blattseiten), von 2—3 Nebenzellen umgeben. Stücke des Mesophyllgewebes, an beiden Blattseiten eine einreihige Schicht von Palisadenzellen, dazwischen Schwammgewebe mit Oxalatdrusen. Gefäßbündelfragmente; Sklerenchymfasern aus der Umgebung der Hauptnerven, vielfach mit anhängenden Krystallkammerfasern mit bis 0,02 mm großen Einzelkrystallen von Kalkoxalat. Freiliegende abgebrochene Haare, Drusen und Einzelkrystalle. Indische Senna zeigt auf Fetzen von 20 und mehr Zellen kaum Haare, die alexandrinische Senna auf Fetzen von 10—12 Zellen zwei oder mehrere Haare.

D. Oxalatsand (evtl. in den Sandzellen auch Drusen).

a) Mehr oder weniger zahlreiche mehrzellige, oft verzweigte Haare, die unterste Zelle oft tonnenförmig angeschwollen:

Folia Nicotianae pulv.

Fetzen der Blattepidermis, beiderseits mit Spaltöffnungen, einzelne Epidermiszellen zu 2—10zelligen, zugespitzten oder stumpf endenden, oft verzweigten Gliederhaaren bzw. Drüsenhaaren mit bauchiger Basalzelle und feiner längsstreifiger Cuticula ausgewachsen; Drüsenhaare mit einzelligem Stiel und 4—20zelligem Köpfchen und mit mehrzelligem Stiel und ein- oder mehrzelligem Köpfchen. Stücke des Mesophyllgewebes mit einreihigem Palisadengewebe an der Blattoberseite und darunterliegendem lockerem Schwammgewebe; ziemlich reichliche Krystallsandzellen im Schwammgewebe an der Grenze zum Palisadengewebe, sehr selten Einzelkrystalle.

b) Nur wenige Haarbildungen, keine verzweigten Haare:

Folia Belladonnae pulv.

Stücke der Blattober- und Unterseite, aus oberseits schwach-, unterseits stark wellig-buchtigen Zellen, Spaltöffnungen unterseits reichlicher als oben. Nicht sehr häufig kurzgestielte, meist gekrümmte Drüsenhaare mit vielzelligem (meist 6zelligem), seltener einzelligem Kopf (die Zellen in 2 Reihen in einer Fläche) und langgestielte Drüsenhaare mit einzelligem Kopf; ferner 2—6 zellige, spitz auslaufende, dünnwandige, oft kollabierte und verdrehte, nicht drüsige Haare mit meist glatter Cuticula. Alle Haare glatt oder nur wenig punktiert. Fetzen des Mesophyllgewebes mit einer einreihigen Palisadenschicht an der Blattoberseite und darunterliegendem breiteren lockeren Schwammgewebe aus rundlichen oder sternförmigen Zellen; Stücke des Schwammgewebes mit Oxalatsandschläuchen (in letzteren 0,015 bis 0,025 mm große Drusen, seltener Zellen mit nur Drusen) an der Grenze zum Palisadengewebe. Gefäßbündelfragmente.

E. Kein Oxalat.

a) *Einzellige starkwandige Haare mit streifiger Cuticula.* Pollenkörner glattwandig, ziemlich dreieckig: **Herba Lobeliae pulv.**

Blatt-, Blüten- und Stengelfragmente. Stücke der Epidermis der Blattoberseite, die Zellen stark papillös emporgewölbt, keine Spaltöffnungen; Fragmente der Epidermis der Unterseite mit zahlreichen Spaltöffnungen, beiderseits einzellige, starkwandige, warzige Haare. Stücke des Mesophyllgewebes des Blattes mit einer einreihigen kurzzelligen Palisadenschicht in der oberen Blatthälfte; Gefäßbündelfragmente mit verzweigten Milchsaftschläuchen im Siebteile; Blattzahnfragmente mit echtem, farblosem Epithem und Gruppen von ca. 12 großen Wasserspalten in jedem Blattzahn. Glattwandige, ziemlich dreieckige Pollenkörner. Gewebselemente des Stengels mit engen Gefäßen, weiten Holzzellen und meist hohlem Mark; Teile des geschlossenen Holzringes; Milchsaftgefäße usw. Samenelemente, die Samenschaleepidermis aus 5- oder 6 seitigen Zellen mit dicker, braungelber Zellwandung in Form einer Zickzacklinie.

b) *Ein- bis sechszellige dünnwandige Borstenhaare, schwach punktiert gehöckert, einzelne Zellen kollabiert; Drüsenhaare:*

Folia Digitalis pulv.

Epidermisstücke, die Zellen der Blattoberseite dünnwandig, geradlinig-polygonal, seltener wellig-gebuchtet, die Zellen der Unterseite stark wellig-gebuchtet, Spaltöffnungen nur unterseits, von 3—4 Nebenzellen umgeben. Mesophyllgewebefetzen mit einer einreihigen Palisadenschicht (diese zuweilen durch Querwände gefächert), darunter lockeres Schwammgewebe. Sehr zahlreiche einfache, meist 2—4-, höchstens 6 zellige, stumpfe, handschuhfingerartig zulaufende, dünnwandige Borstenhaare mit kleinwarziger Cuticula, einzelne Zellen kollabiert; Köpfchenhaare mit 1—2 zelligem kurzem Stiel und meist 2-, auch 3- und 4 zelligem, seltener einzelligem Köpfchen. Die Haare je nach der Feinheit des Pulvers erhalten oder in Bruchstücken. Fragmente zarter, ring- oder spiralförmig verdickter Tracheiden und breiterer, treppenförmig verdickter Gefäße. Keine Sklerenchymfasern.

c) *T-förmige Haare; Kompositendrüsenschuppen; glattwandige Pollenkörner:*
Herba Absinthii pulv.

Blatt-, Blüten- und Stengelfragmente. Stücke der Epidermis, die Zellen auf beiden Blattseiten wellig-buchtig, vielfach zu

Haarbildungen umgewandelt, Spaltöffnungen oberseits nur sehr vereinzelt, unterseits zahlreich. Blattflächen- wie Querschnittsstücke, die Ober- und Unterseite mit sehr zahlreichen T-förmigen Haaren (ein kurzer, 3—5zelliger Stiel mit sehr langer, quergelagerter, dünnwandiger, beiderseits zugespitzter, leicht kollabierender, in der Mitte auf dem Stiel befestigter Endzelle), daneben vereinzelt fast kugelige oder runde Drüsenschuppen mit 4—8zelligem Köpfchen und flacher scheibiger Stielzelle. Stücke des Mesophyllgewebes mit zwei, seltener ein oder drei Reihen Palisadenzellen in Blattober- wie Unterseite, dazwischen lockeres Schwammgewebe. Kleine glatte, kugelige Pollenkörner mit drei Keimporen. Gefäßbündelfragmente aus Blatt und Stengeln; Kollenchymgewebefetzen aus den Kanten der Stengel; wenige sehr stark verdickte, schwach poröse Sklerenchymfasern aus den Stengeln.

d) *Peitschenförmige mehrzellige Haare;* Inulinsphärite; evtl. wenige Oxalatbildungen: **Folia Farfarae pulv.**

(Nicht zu verwechseln mit Folia Salviae pulv.)

Stücke der Epidermis, die Zellen der Blattoberseite fast geradwandig, mit starker Cuticula und besonders über den Nerven mit feiner Cuticularfaltung, die Zellen der Unterseite stark wellig gebuchtet, ohne stärkere Cuticularleisten, Spaltöffnungen in beiden Blattflächen. Reichlich mehrzellige peitschenförmige Filzhaare von der Blattunterseite, die 3—6 untersten Zellen kurz, weit, dünnwandig, die oberste Zelle dickwandiger, lang, hin und her gebogen. Stücke des Mesophyllgewebes mit 3 Reihen Palisadenzellen an der Blattoberseite und großen, mehr oder weniger regelmäßigen, wabenartigen Luftkammern im unteren lockeren Blattparenchym. Im Mesophyll Inulin.

e) *Labiatendrüsenschuppen.*

α) Sklerenchymfasern.

1. Kleine, 2—3zellige, starkwandige Borstenhaare mit knieförmig gebogener Endzelle: **Herba Thymi pulv.**

Blatt-, Blüten- und Stengelfragmente. Stücke der Blattober- und Unterseite, beiderseits Haarbildungen und beiderseits Spaltöffnungen mit je 2 Nebenzellen, doch auf der Unterseite zahlreicher. Fetzen des Mesophyllgewebes mit zweireihigem Palisadengewebe und schwachlückigem Schwammgewebe. Haarbildungen, ganz bzw. in Trümmern: einzellige, stumpf kegelförmige, warzige, teils in Epidermisausstülpungen ausgehende Haare und 2—3zellige, starkwandige, warzige Haare, bei letzteren die Endzelle deutlich seitlich angeheftet und knieartig gebogen; ferner schlanke Köpfchenhaare mit einzelligem Stiel und einzelligem Köpfchen und Labiatendrüsenschuppen ohne Stiel, mit 8, meist 12 Drüsenzellen; außerdem 6—8zellige, dünnwandige, lange Haare des Kelches.

2. Ein- bis vierzellige, dickwandige, warzige, verschieden lange Borstenhaare: **Herba Serpylli pulv.**

Blatt-, Blüten- und Stengelelemente. Blattfragmente mit zweischichtigem Palisadengewebe in der Oberseite. Haarbildungen des Blattes, erhalten und in Stücken: 1—2-, seltener 3—4zellige, starkwandige, warzige, sehr verschieden lange Haare; Köpfchenhaare mit einer Stielzelle und 1—2 Kopfzellen und Labiatendrüsenschuppen mit gewöhnlich 12 Drüsenzellen; ferner von der Unterlippe aus dem Innern der Blumenkrone einzellige, keulige Haare mit zarten Warzen. Stengelfragmente mit zerrissenem Mark, Fetzen des Holzringes und des kollenchymatischen Gewebes der Kanten.

β) Keine Sklerenchymfasern.

1. Sehr viele gewundene, spitze, mehrzellige Wollhaare; Drüsenhaare (evtl. Krystallsklerenchym aus dem untersten Teil der mitvermahlenen Blattscheide oder aus den Achsenteilen): **Folia Salviae pulv.**

Nur Blattelemente. Epidermisstücke des Blattes, die Zellen oberseits geradlinig-polygonal, ziemlich dickwandig, unterseits gewellt oder buchtig und dünnwandig, emporgehobene Spaltöffnungen in beiden Blattflächen. Reichlich Bruchstücke der charakteristischen, 2—4zelligen, seltener einzelligen, spitzen, meist dünnen, nur in der untersten (nicht der zur Epidermis gehörigen) Zelle sehr starkwandigen, englumigen, luftführenden, peitschenförmigen Haare, die Zellen an den Septierungsstellen geschwollen. Seltener 1—2zellige Haare mit ziemlich dünner Wand. Ferner Drüsenhaare mit 2—4zelligem Stiel und kleinem einzelligem, seltener mehrzelligem Köpfchen oder kurzem einzelligem Stiel und größerem, meist 2zelligem Köpfchen; Labiatendrüsenschuppen aus 12 Drüsenzellen, ohne deutliche Stielzelle. Blattbruchstücke mit 2—3, seltener einer Reihe Palisadenzellen, darunter ein nur wenige Zellreihen breites, lockeres Schwammparenchym.

2. Mehrzellige, schlank kegelförmige, vorn übergebogene oder hakenförmige, warzige Haare; Drüsenhaare: **Herba Majoranae pulv.**

Stücke der Epidermis, die Zellen oberseits flachbuchtig, unterseits tief wellig-buchtig, beiderseits mit ungleich knotenförmig verdickten Wänden, Spaltöffnungen in der Unterseite reichlicher als in der Oberseite; Stücke des Mesophyllgewebes mit einer 1—2reihigen, fast bis zur Blattmitte reichenden Palisadenschicht. Charakteristische Haarbildungen, erhalten und in Trümmern: 2—5zellige, schlank kegelförmige, vorn übergebogene oder hakenförmige, dünnwandige, warzige Haare; Köpfchenhaare mit meist 2—4zelligem Stiel und 1-, seltener 2zelligem Köpfchen; Drüsenhaare mit einzelligem Stiel und 8—12 Drüsenzellen (Labiatendrüsenschuppen). Fetzen großzelligen Markes aus

dem Stengel; Stücke von Kollenchymgewebe aus den Stengel-
kanten.

3. Mehrzellige Haare mit körniger Cuticula:

Folia Menthae pip. pulv.

Epidermisfragmente, Spaltöffnungen mit 2 Nebenzellen in beiden
Blattflächen, unterseits zahlreicher. Haarbildungen: lange, einreihige, 6—8- und mehrzellige, spitze, dünnwandige Gliederhaare
mit körniger Cuticula (an jüngeren Blättern reichlich, an älteren
mehr oder weniger abgefallen); große gelbliche Drüsenschuppen
(auf beiden Blattseiten, besonders auf der Unterseite), ein einzelliger Stiel mit 8 Sekretzellen, vielfach mit Mentholkrystallen;
ferner kurze, 2—3zellige Härchen und kurze Haare mit mehr
oder weniger kugeliger Endzelle. Blattgewebestücke mit einreihigem Palisadengewebe und lockerem mehrschichtigem
Schwammgewebe. Bei mit vermahlenen Stengelteilen Stücke
mit violett gefärbten Epidermiszellen.

4. Kurze, eckzahnförmige Haare; mehrzellige kegelförmige,
rauh gekörnte Haare; Drüsenhaare usw.:

Folia Melissae pulv.

Epidermisfragmente, emporgewölbte Spaltöffnungen mit je zwei
Nebenzellen nur in der Blattunterseite. Haarbildungen: ein-,
höchstens zweizellige, kurze, eckzahnförmige Haare, oft nur
papillenartige Ausstülpungen, nicht immer mit starken Cuticular-
wärzchen; 2—6zellige, kegelförmige, mittelstarkwandige, warzige,
häufig kollabierte einfache Haare; sezernierende Köpfchenhaare
mit einzelligem Stiel und 1—2zelligem Köpfchen und mit zweizelligem Stiel und zweizelligem Köpfchen (die Wand im Köpfchen
meist vertikal, sehr selten horizontal), ferner mit einzelligem
Stiel und Zellscheibe von 4—8, meist 8 Zellen (Labiatendrüsenschuppen); seltener langgestielte Drüsenhaare mit einzelligem
Köpfchen. Mesophyllgewebefetzen mit einreihigem Palisadengewebe und 3—4 Reihen Schwammgewebe.

5. Große Büschelhaare mit verholzten Wänden:

Folia Rosmarini pulv.

Stücke der dickwandigen oberen Epidermis, ohne Spaltöffnungen,
Stücke der unteren Epidermis, mit reichlich Spaltöffnungen (mit
zwei Nebenzellen). Blattquerschnittsfragmente mit einer ein-
bis stellenweise zweireihigen Schicht farbloser, starkwandiger
Hypodermzellen; Stücke des Mesophyllgewebes mit 2—3 Reihen
Palisadenzellen und einem viel schwächeren lockeren Schwammgewebe. Haarbildungen: verästelte, teilweise kollabierte Gliederhaare (Büschelhaare) mit glatten, dünnen Wänden und kurzer,
scharf zulaufender Endzelle (reichlicher bei jüngeren Blättern,
bei älteren Blättern nur noch auf der Unterseite); Labiatendrüsenschuppen, meist an der Unterseite, selten auch oberseits,
das Köpfchen meist 8zellig; Köpfchenhaare mit 1—2zelligem
Stiel und 1—2-, seltener 4zelligem Köpfchen. Vereinzelt Fasern
aus dem Faserbelag des Mittelnerven.

4*

2. Keine oder doch nur sehr spärliche Haarbildungen.

A. Oxalatdrusen.

a) Vielarmige Steinzellen (Idioblasten): **Folia Theae pulv. gross.**
(ältere Blätter; siehe S. 43).

b) Keine Steinzellen; zuweilen Einzelkrystalle:

Folia Mate pulv. gross.

Ein grobes Pulver. Epidermisstücke, die Zellen beiderseits
4—8eckig-polygonal, dickwandig, mit gestreifter und gerunzelter
derber Cuticula, Spaltöffnungen sehr zahlreich, nur in der Unterseite. Die Cuticularstreifen verlaufen ziemlich dicht und ana-
stomosieren zum Teil. Stücke des Mesophyllgewebes mit breitem,
3—4reihigem Palisadengewebe und lockerem Schwammgewebe,
im Mesophyll zahlreiche Zellen mit Kalkoxalatdrusen, ferner
Zellen mit Fettkörpern in Form von mehr oder weniger rundlichen Massen. Sklerenchymfasern aus der Umgebung der Gefäßbündel der größeren Nerven.

B. Oxalat-Einzelkrystalle (siehe auch **Folia Uvae ursi pulv.** S. 46).

a) Epidermiszellen der Unterseite mit Papillen: **Folia Coca pulv.**

Nur Blattelemente. Fetzen der Epidermis aus kleinen, polygonalen, unterseits in den Radialwänden gewellten und zu Papillen ausgezogenen Zellen; Spaltöffnungen nur unterseits, sehr
klein, rundlich, von zwei papillenlosen Nebenzellen eingeschlossen.
Stücke des Mesophyllgewebes mit einreihiger Palisadenschicht
und lockerem Schwammgewebe; im Mesophyllgewebe reichlich
Zellen mit bis 0,01 mm großen Einzelkrystallen von Kalkoxalat.
Krystallkammerfasern aus der Unterseite der Gefäßbündel.

b) Epidermiszellen ohne Papillen: **Folia Aurantii pulv.**

Nur Blattelemente. Stücke der Epidermis aus kleinen, dickwandigen, stumpf-polygonalen, von starker Cuticula überzogenen
Zellen, Spaltöffnungen nur unterseits, von 4—5 Nebenzellen umgeben. Mesophyllgewebestücke mit 2—3 Lagen Palisadenzellen
und lockerem Schwammparenchym aus sternförmigen Zellen;
große, kugelige, schizogene Sekretbehälter. Mesophyllgewebe-
zellen mit je einem großen, klinorhombischen Einzelkrystall von
Kalkoxalat, kleinere Krystalle aus den Krystallkammerfasern
in der Begrenzung der Gefäßbündel.

C. Oxalat-Einzelkrystalle, nur in der Cuticula des Blattes.
Sekretbehälter: **Herba (Summitates) Sabinae pulv.**

Nur Blattelemente. Fragmente der Blattrückenseite mit derbwandigen, in gleicher Richtung gestreckten, grob perlschnurartig getüpfelten Epidermiszellen, in deren Cuticula zahlreiche
kleine, flache Oxalateinzelkrystalle. Innenseits der Epidermis
meist anhängend verholzte Hypodermfasern. Stücke der Spalt-
öffnungsfelder mit zarter Tüpfelung der Zellmembranen, ohne
Cuticularkrystalle, mit parallel gerichteten Spaltöffnungen,
letztere elliptisch, an den Polen eingekerbt, mit fühlerförmigen
Häkchen (färben sich mit Phloroglucinsalzsäure rot). Verholzte

Transfusionszellen mit behöften Tüpfeln von 0,006 mm Durchmesser und mit verschiedenartigen Auswüchsen auf dem Wallrand und auf der Innenmembran. Leitbündelfragmente, Fetzen der Hypodermfasern, verholzte Korkteilchen; keine blatteigenen Steinzellen. Mesophyllgewebestücke mit Öldrüsensegmenten.

D. Oxalatraphiden. Viel Schleim: **Bulbus Scillae pulv.**

Weißes Pulver. Hauptsächlich Fetzen von Parenchymgewebe aus ziemlich großen, verwischt polyedrischen, fast kugeligen, dünnwandigen, schleimführenden Parenchymzellen. Sehr reichlich bis 0,1 mm lange und bis 0,02 mm breite Krystallnadeln, meist noch zu Raphidenbündeln zusammenhängend, freiliegend oder in Schleim eingebettet im Parenchymgewebe. Stücke der Epidermis aus tafelförmigen Zellen, hie und da mit Spaltöffnungen. Fragmente sehr zarter Gefäßbündel, in der Umgebung derselben zuweilen einige Stärkekörner. Keine Sklerenchymfasern.

E. Oxalatsand: **Folia Belladonnae pulv.** (siehe S. 47).

F. Kein Oxalat: **Folia Trifolii fibrini pulv.** (Folia Menyanthidis pulv.)

Blatt- und Blattstielelemente. Stücke der Epidermis aus großen, oberseits polygonalen Zellen mit halbkugelig vorgewölbter Außenwand und unterseits buchtigen Zellen mit mehr oder weniger gewellten Wänden; Epidermisfragmente der Ober- und Unterseite mit zahlreichen großen, rundlichen oder elliptischen, von 4—6 Nebenzellen umgebenen Spaltöffnungen. Mesophyllgewebestücke mit 1—4 Schichten kurzer, nicht deutlich palisadenartig angeordneter Zellen, darunter sehr weitlückiges Schwammgewebe. Charakteristisch die einschichtigen Gewebeplatten und großen Luftlücken des Stielgewebes. Gefäßbündelfragmente des Stieles. Keine Krystalle, keine oder doch nur sehr spärliche bis 10zellige Haare.

XVI. Fast nur Blütenelemente. Epidermis, Haarbildungen (ausgenommen Caryopylli), zarte Gefäße, Pollenkörner, zuweilen chorophyllhaltiges Gewebe = Blüten.

A. Haarbildungen.

a) Mehretagige Büschelhaare und feinkörnige keulenförmige Haare:
Flores Verbasci pulv.

Ein gelbes Pulver. Fragmente des farblosen lockeren Schwammgewebes der Blumenblätter mit großen Schleimzellen in der unteren Blatthälfte; Stücke der Blumenblätter mit etwas palisadenartig gestreckten Epidermiszellen mit gelbem Inhalt. Antherenfetzen mit dünnwandigen, einzelligen, schlauchförmigen, feinhöckerigen Haaren. Freiliegende Haarfragmente. Runde feinkörnige Pollenkörner mit 3 Austrittsstellen. Stücke der Unterseite der Blumenblätter mit verzweigten, mehretagigen

Büschel- oder Sternhaaren und Drüsenhaaren. Keine Sklerenchymfasern.

b) T-förmige Haare; Kompositendrüsenschuppen:

Flores Pyrethri pulv.

Fragmente des Hüllkelches, der Strahlen- und Röhrenblüten und der Fruchtknoten. Stücke der Epidermis der Hüllkelchblätter aus derbwandigen, grobgetüpfelten Tafelzellen mit zahlreichen Spaltöffnungen und zahlreichen T-förmigen Haaren aus 2—4 zelligem, kurzem Stiel und langer, derbwandiger Endzelle (letztere häufig abgefallen); Fetzen des Mittelgewebes der Hüllkelchblätter mit reichlich Steinzellen; Stücke der Zungenblüten, die Zellen der oberen Epidermis zu Papillen ausgebildet. Epidermisfetzen des Fruchtknotens aus polygonalen Zellen mit sehr zahlreichen, in der Flächenansicht ellipsoidischen, von der Seite gesehen kurzkeuligen, blasigen Hautdrüsen mit 4—6 in 2 bis 3 Etagen geordneten Sekretzellen (Kompositendrüsenschuppen); Gefäßbündelfragmente. Kalkoxalat in Form von Einzelkrystallen und Drusen im Gewebe des Fruchtknotens und der Blumenkrone. Die Pollenkörner kugelig, stachelig.

c) Reichlich lange, dickwandige, einzellige, glatte Borstenhaare und mehrzellige Drüsenhaare; Sklerenchymfasern. Mit Eisenchloridalkohol dunkelgraugrüne, mit Kalilauge braune Färbung:

Flores Koso pulv.

Nur Fragmente der weiblichen Blüte und der beiden Vorblätter, eventuell geringe Beimengung der Zweiglein der Blütenstandsachse. Hochblattfragmente dürfen nur in sehr geringer Menge vorkommen, keine Antherenfetzen. In 1 mg des Pulvers sollen nicht mehr als 200 Pollenkörner der männlichen Blüte enthalten sein. Hauptsächlich Stücke des Mesophyllgewebes der Vor- und Kelchblätter mit Kalkoxalatdrusen (0,02 mm groß). Gewebsfragmente des Blütenbechers mit kleinen Einzelkrystallen von Kalkoxalat. Reichlich stark verdickte, verschieden große, einzellige, glatte, vielfach verholzte, an der Basis abgebogene Borstenhaare und einzellige dünnwandige Schlauchhaare vom Rande der Vorblätter und Außen- wie Innenkelchblätter, meist als Bruchstücke; reichlich kleine, kurzgestielte, mehrzellige Drüsenhaare (2—4 zelliger Stiel. 1—4 zelliges Köpfchen); große Drüsenhaare mit mehrzelligem Stiel und einzelligem Köpfchen von der Unterseite der Vorblätter. Gefäßbündelfragmente, die Breite der Tracheen soll 0,018 mm nicht übersteigen. Sklerenchymfasern, einzeln und in Komplexen. Kleine, 0,033—0,035 mm große, glatte Pollenkörner mit 3 Austrittsporen; freiliegende kleine Oxalatdrusen und Einzelkrystalle.

d) Vereinzelte lange, dickwandige einzellige und dünnwandige mehrzellige, oft kollabierte Haare; Haarzotten (ähnlich Flores Calendulae); dunkelbraunrote Sekretschläuche. Keine Sklerenchymfasern oder nur sehr vereinzelt: **Flores Carthami pulv.**

Fragmente der Blumenblätter, die Epidermiszellen der äußersten Reihe der Kronenzipfel jede in eine kurze, keulenförmige oder kegelförmige Papille ausgewachsen, die Epidermiszellen der inneren Partien axial gestreckt, schmal, geschlängelt. Bis 0,15 mm lange, am Grunde 0,015—0,018 mm breite, spitze, schiefkegelförmige, dickwandige einzellige und dünnwandige mehrzellige, oft kollabierte Haare und Zotten mit meist zwei Reihen Zellen. Gefäßbündelfragmente, von einem Sekretschlauch begleitet, letzterer mit gelb- oder rotbraunem, wulstigem, gewundenem, verschieden gestaltetem Inhalt. Antherenfragmente; Narbenfetzen mit langen, kegelförmigen Haarbildungen; gerundet dreiseitige, bis 0,06 mm große Pollenkörner mit grobwarziger Exine und drei großen Austrittsporen, die Pollenkörner kleiner als beim Crocus. Nur sehr wenige Sklerenchymfasern; kein Oxalat.

e) Große vielzellige Haarzotten. Keine Sekretschläuche:

Flores Calendulae pulv.

Fetzen des Parenchymgewebes der Zungenblätter, das Mesophyll 12—15 Zellagen stark, von zarten Gefäßbündeln durchzogen. Fetzen der Epidermis des Zungenblattes, die Zellen von der Fläche gesehen axial gestreckt, meist vierseitig. Bis 0,12 mm und darüber lange, vielzellige, verschieden gestaltete Haarzotten, ganz und in Stücken, aus zwei parallelen Zellreihen gebildet, meist mit 2 Zellen endend. Pollenkörner, etwa 0,04 mm groß, gerundet dreiseitig, grobstrahlig, mit 3 Austrittsstellen. Keine Sklerenchymfasern.

f) Zwillingshaare; Pappushaare; Kompositendrüsenschuppen. Mit Eisenchloridalkohol olivengrün: ### Flores Arnicae pulv.

Nur Fragmente der Zungen- und Röhrenblüten, keine Stücke des Hüllkelches und des Blütenbodens. Fetzen der Außenseite der Frucht mit Zwillingshaaren, ganz und in Stücken, aus zwei seitlich verbundenen Zellen bestehend, die Trennungswand perlschnurartig verdickt; reichlich Fragmente der Pappushaare, die Epidermiszellen auf der flachen Innenseite der Haare mit glatten Wänden, auf der konvexen Außenseite in schräg aufwärts gerichtete, einfache Spitzen ausgewachsen. Stücke der Blütenröhre und der Rückseite der Hüllblättchen mit Kompositendrüsenschuppen; Stücke der Narbenlappen mit Büschel langer Feghaare. Stachelige Pollenkörner mit 3 Austrittsstellen.

g) Lange einzellige Wollhaare; Kompositendrüsenschuppen; knorrige Sklerenchymfasern; Pollenkörner meist zu vielen zusammenhängend. Mit Eisenchloridalkohol dunkelolivengrün:

Flores Cinae pulv.

Reichlich Fragmente der Hüllblättchen, die einschichtige Randpartie aus sehr dünnwandigen, langen und sehr schmalen Zellen, die mehrschichtige Mittel- und Innenpartie aus breiteren Zellen; Stücke der Hüllblättchen mit Spaltöffnungen, vielzelligen Drüsenhaaren (Kompositendrüsenschuppen) und meist kollabierten, langen, einzelligen, gewundenen, dünnwandigen Haaren. Blütenknospenfragmente mit Drüsenschuppen. Gefäßbündelstücke aus dem Mittelnerv der Hüllblätter mit stark verdickten, knorrigen Sklerenchymfasern. Bis 0,016—0,020 mm große glatte, dreibuchtig-kugelige Pollenkörner mit 3 Austrittsstellen, meist noch zu vielen zusammenhängend. Kleine Oxalatdrusen, sehr selten, im Parenchym der Hüllblätter. In den Flügeln der Hüllkelchblätter finden sich Krystalle eingelagert, die mit Chlorzinkjod eine deutliche Reaktion geben. Diese verläuft langsam und dauert 10—20 Minuten; zunächst werden die Krystalle gelb, bekommen Risse und gehen endlich in gelbbraune Tröpfchen über. Krystalle, welche diese Reaktion nicht geben, sind nicht Santonin. Unterscheidung von „Santoninfreie Cina".

h) Labiatendrüsenschuppen; verzweigte warzige Haare; einzellige knorrige Haare usw. Mit Salzsäure Rotfärbung:

Flores Lavandulae pulv.

Fragmente des Kelches und der Blumenkrone, keine Stengel- und Blattstücke. Haarbildungen: verzweigte wirtelig-ästige, körnig gestreifte Haare; lange, einzellige, knorrige, spitz oder mit einem Drüsenkopf endende Haare; kleine Drüsenhaare mit einzelligem Stiel und einzelligem Köpfchen; Labiatendrüsenschuppen mit einzelligem Stiel und achtzelligem Köpfchen. Fetzen des Gewebes des Kelches und der Blumenkrone; Fragmente zarter Gefäßbündel, nach außen von Sklerenchymfasern umgeben. Kugelige Pollenkörner mit 6 schlitzartigen Austrittsstellen. Sehr vereinzelt Oxalatdrusen und Einzelkrystalle.

i) Papillen. Keine Sekretschläuche. Mit Schwefelsäure anfänglich intensiv blaue, dann violette, rotbraune, zuletzt braune Färbung; mit Vanadinschwefelsäure violette Färbung; mit Salpetersäure grünblaue, später gelbe, dann braune Färbung: **Crocus pulv.**

Ausschließlich Gewebsfragmente der Narbenschenkel des Griffels. Fetzen dünnwandigen lockeren Parenchymgewebes aus schmalen Zellen, von zarten Gefäßbündeln durchzogen, beiderseits von langgestreckten Epidermiszellen begrenzt; Epidermisfragmente, die Zellen teilweise zu kurzen, keulenförmigen Papillen ausgestülpt; freiliegende Narbenpapillen. Vereinzelt kugelige, derbhäutige, 0,035—0,050 mm große Pollenkörner mit fast glatter, nur mit sehr kurzen Stäbchen besetzter Exine, zuweilen mit ausgetriebenem Pollenschlauch. Keine oder nur sehr wenige Krystallbildungen; Antherenfragmente nur in Spuren. Eine bessere Unterscheidung des Safrans von den üblichen Unterschiebungen und Verfälschungen als die Reaktion mit Schwefelsäure bietet das von Verda angegebene Reagens (25 g Natriumphosphormolybdänat, 90 g Wasser, 20 ccm Salpetersäure, nach 8 Tagen filtern): Bei Einwirkung von Phosphormolybdänsäure nehmen alle Teile des trockenen Pulvers sofort eine gleichmäßig grüne Färbung an. Man erhält eine 24 Stunden haltbare blaue Veilchenfärbung mit einer Mischung von 40 ccm Natriummolybdänatlösung 40 : 100 und 60 ccm starker Schwefelsäure.

— 57 —

B. Keine Haarbildungen. Reichlich Sklerenchymfasern; Sekreträume¡ Oxalatdrusen. Mit Eisenchloridalkohol blaugrün: **Caryophylli pulv.**

Gewebefetzen mit der kleinzelligen, welligen Epidermis, die Cuticula sehr stark verdickt; Parenchymgewebestücke mit teils kollenchymatischen, teils dünnwandigen Zellen, vereinzelte Zellen mit 0,01—0,015 mm großen Oxalatdrusen. Gewebefragmente mit großen, schizogenen, rundlichen Sekretbehältern, letztere je nach der Feinheit des Pulvers erhalten oder in Bruchstücken. Schwammparenchymgewebe. Stücke zarter Gefäßbündel; stark verdickte glatte Sklerenchymfasern, bis 0,045 mm dick, erhalten bis 0,4 mm lang. Krystallkammerfasern aus der Umgebung der Gefäßbündel, in jeder Zelle mehrere Oxalatdrusen; Markgewebefetzen mit Oxalatdrusen. Reichlich kleine, glatte, fast kugelige, gerundet-dreieckige Pollenkörner, oft noch zu vielen zusammenhängend. Keine Stärke; keine oder doch nur sehr wenige Steinzellen; keine weitlumigeren Gefäße; keine Bastfasern von unregelmäßiger Gestalt. Mitvermahlene Nelkenstiele sind an den Einzelkrystallen neben den Drusen, den Steinzellen, Bastfasern und den Netz- und Treppengefäßen erkenntlich; Mutternelken besitzen Stärke und knorrige Steinzellen. Auf Zusatz von Eisenchloridlösung färbt sich das Parenchymgewebe blau infolge ¡des Gerbstoff- und Eugenolgehaltes.

Sachverzeichnis.